Klärungsorientierte Psychotherapie
der selbstunsicheren Persönlichkeitsstörung

Praxis der Psychotherapie von Persönlichkeitsstörungen
Band 6

Klärungsorientierte Psychotherapie
der selbstunsicheren Persönlichkeitsstörung

von Prof. Dr. Rainer Sachse, Dipl.-Psych. Jana Fasbender
und Dipl.-Psych. Meike Sachse

Herausgeber der Reihe:

Prof. Dr. Rainer Sachse, Prof. Dr. Philipp Hammelstein
und PD Dr. Thomas Langens

Klärungsorientierte Psychotherapie der selbstunsicheren Persönlichkeitsstörung

von

Rainer Sachse, Jana Fasbender
und Meike Sachse

HOGREFE
GÖTTINGEN · BERN · WIEN · PARIS · OXFORD · PRAG
TORONTO · BOSTON · AMSTERDAM · KOPENHAGEN
STOCKHOLM · FLORENZ · HELSINKI

Prof. Dr. Rainer Sachse, geb. 1948. 1969–1978 Studium der Psychologie an der Ruhr-Universität Bochum. Ab 1980 Wissenschaftlicher Mitarbeiter an der Ruhr-Universität Bochum. 1985 Promotion. 1991 Habilitation. Privatdozent an der Ruhr-Universität Bochum. Seit 1998 außerplanmäßiger Professor. Leiter des Institutes für Psychologische Psychotherapie (IPP), Bochum. Arbeitsschwerpunkte: Persönlichkeitsstörungen, Klärungsorientierte Psychotherapie, Verhaltenstherapie.

Dipl.-Psych. Jana Fasbender, geb. 1976. 1996–2001 Studium der Psychologie an der Ruhr-Universität Bochum. 2005 Approbation als Psychologische Psychotherapeutin. Seit 2005 psychotherapeutische Tätigkeit in privatpsychologischer Praxis in Bochum. Ausbildungskoordinatorin, Dozentin und stellvertretende Leiterin des Instituts für Psychologische Psychotherapie (IPP), Bochum. Arbeitsschwerpunkte: Klärungsorientierte Psychotherapie, Verhaltenstherapie.

Dipl.-Psych. Meike Sachse, geb. 1983. 2002–2008 Studium der Psychologie an der Technischen Universität Chemnitz. Seit 2009 Ausbildung zur Psychologischen Psychotherapeutin (Verhaltenstherapie). Seit 2009 Mitarbeiterin am Institut für Psychologische Psychotherapie (IPP), Bochum. Arbeitsschwerpunkte: Klärungsorientierte Psychotherapie, Persönlichkeitsstörungen.

Bibliografische Information der Deutschen Bibliothek
Die Deutsche Bibliothek verzeichnet diese Publikation in der Deutschen Nationalbibliografie; detaillierte bibliografische Daten sind im Internet über http://dnb.ddb.de abrufbar.

Göttingen · Bern · Wien · Paris · Oxford · Prag · Toronto · Boston
Amsterdam · Kopenhagen · Stockholm · Florenz · Helsinki
Merkelstraße 3, 37085 Göttingen

http://www.hogrefe.de
Aktuelle Informationen · Weitere Titel zum Thema · Ergänzende Materialien

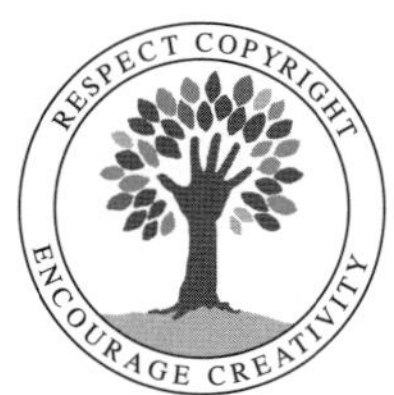

Umschlagabbildung: © Sandor Jackal – Fotolia.com
Druck: Media-Print Informationstechnologie, Paderborn
Printed in Germany
Auf säurefreiem Papier gedruckt

ISBN 978-3-8017-2619-5

Inhalt

1 Selbstunsichere Persönlichkeitsstörung: Einleitung

Der „Kern“ der selbstunsicheren Persönlichkeitsstörung (SU) ist die Verunsicherung der Person im Hinblick auf die Frage: „Bin ich sozial akzeptabel und ok?“

Diese Verunsicherung kann sich auf unterschiedliche Aspekte der Person beziehen und sie kann sehr unterschiedlich stark ausgeprägt sein, sodass auch SU variiert von einem leichten Stil bis zu einer schweren Störung.

Immer geht es aber um *soziale Aspekte*: Um das Aussehen, die Attraktivität, um soziales Verhalten, darum, soziale Erwartungen zu erfüllen u.ä.

Und immer sind die Ängste verbunden mit *sozialer Ablehnung*: Der Angst, sozial zurückgewiesen zu werden, sozial unangenehm aufzufallen, sich zu blamieren, „peinlich zu sein“ etc. Eher leichte Formen der selbstunsicheren Persönlichkeitsstörung können als „Schüchternheit“ bezeichnet werden (Möller, 2000; Subasinghe, 2008).

Die selbstunsichere Persönlichkeitsstörung (SU) ist eine Nähe-Störung: Die Klienten wollen unbedingt Kontakt und Beziehungen, trauen sich aber nicht, Beziehungen aufzunehmen (daher wird die Störung auch als *ängstlich-vermeidende Persönlichkeitsstörung* bezeichnet). Die Klienten sehen, dass sie sich selbst durch ihre Störung (stark) behindern, daher ist SU die Ich-dystonste aller Persönlichkeitsstörungen. Sie ist auch die am wenigsten Manipulative. Die therapeutischen Probleme liegen insbesondere in der Bearbeitung stark resistenter Schemata.

2 Wesentliche Aspekte der selbstunsicheren Persönlichkeitsstörung

2.1 Abgrenzung der selbstunsicheren Persönlichkeitsstörung von sozialer Phobie

Es gibt eine starke Kontroverse über die Frage, ob man eine „selbstunsichere Persönlichkeitsstörung" (SU) überhaupt sinnvoll von einer sozialen Phobie, sozialer Angststörung oder einer generalisierten sozialen Ängstlichkeit abgrenzen kann, und ob man deshalb eine Persönlichkeitsstörungsdiagnose überhaupt vergeben sollte.

Klar ist, dass die Definitionen von SU und sozialer Phobie sich überlappen, und klar ist auch, dass SU, da sie kaum durch Spielverhalten gekennzeichnet ist, auch keine „typische" Persönlichkeitsstörung ist.

Einige Autoren sprechen sich dafür aus, die Diagnose von SU nicht zu vergeben, sondern SU als Teil (oder starke Ausprägung) von sozialer Phobie aufzufassen (Chambless et al., 2008; Cox et al., 2011; Dahl, 1996; Herbert et al., 1992; Hofmann et al., 1995; Holt et al., 1992; Hope et al., 1995; Huppert et al., 2008; Kose et al., 2009; LaFrentere, 2009; Mendlowicz et al., 2006; Rettew, 2000; Tillfors et al., 2001, 2004; Turner et al., 1992; Widiger, 1992).

Andere Autoren argumentieren, dass man SU sinnvoll und pragmatisch von sozialer Phobie abgrenzen soll, da SU

- generalisierter,
- schwerwiegender,
- mit stärkeren Funktionseinschränkungen verbunden
- und therapieresistenter sei als soziale Phobie und mit stärkerem sozialem Stress einhergehe (Boone et al., 1999; Carter & Wu, 2010; Cox et al., 2009; Hummelen et al., 2007; Kantor, 2010; Ralevski et al., 2005; Van Velzen et al., 2000; Wilberg et al., 2009).

Es wurde erörtert, die SU von der sozialen Phobie dadurch abzugrenzen, indem man soziale Phobie auffasst als eine auf konkrete und spezifische soziale Situationen bezogene Angst: Klienten mit sozialer Phobie haben Angst, sich in sozialen Situationen zu blamieren: In Restaurants ein Weinglas umzustoßen und die (negative) Aufmerksamkeit aller auf sich zu ziehen; mit Schweißflecken durch ein Kaufhaus zu laufen und damit unangenehm aufzufallen; Smalltalk zu machen und sich dadurch als unsicher zu outen usw. Demgegenüber kann man bei der SU annehmen, dass die Störung generalisierter ist: Klienten mit SU könnten *hoch generalisierte Schemata* aufweisen, die sie anfällig machen für Unsicherheit in sozialen Situationen.

Als eine Art „Faustregel“ kann man immer dann von einer sozialen Phobie sprechen, wenn die Symptome und Problemsituationen eher umgrenzt und gut definiert sind, und eher dann von einer selbstunsicheren Persönlichkeitsstörung, wenn die Situationen eher generalisiert sind, die Unsicherheit sich auf viele Aspekte bezieht und dysfunktionale Schemata, insbesondere Selbst-Schemata im Zentrum der Störung stehen.

Trotz dieser Einwände kann man aber die Klassifizierung als Persönlichkeitsstörung aufrechterhalten, insbesondere, da die Selbstunsicheren deutlich stärker, genereller und tiefgreifender verunsichert sind als soziale Phobiker; ihre Schemata sind hartnäckiger und ihre selbsterfüllenden Prophezeiungen sind diffiziler. Im Einzelfall muss jedoch immer entschieden werden, ob man bei einem konkreten Klienten von einer sozialen Phobie oder einer SU ausgehen will.

> Eine Unterscheidung von SU und sozialer Phobie besteht auch darin, dass soziale Phobie sich eher auf Situationen bezieht, in denen wenig Kontakt zwischen Klient und Beobachter besteht (im Restaurant ein Weinglas umwerfen), während es bei SU stark um *soziale Kontakte* geht.

Dieser Aspekt der *„Kontakt-Scheu“*, der Angst davor, soziale Initiative zu ergreifen im Sinne von „Smalltalk machen“, „Kontakt anbahnen“, Flirten, sich selbst gut darstellen etc. ist ein zentraler Aspekt der SU.

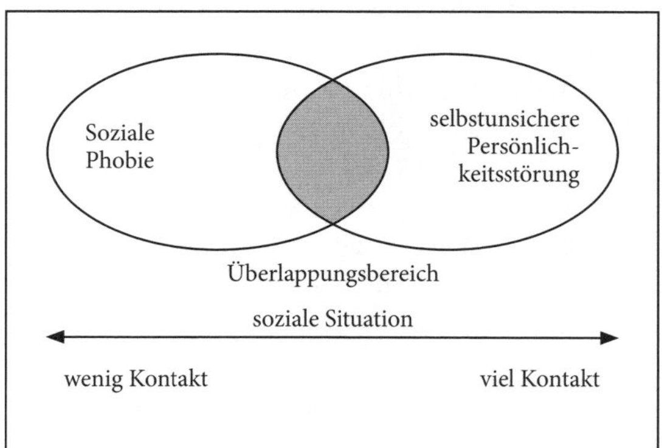

Abbildung 1: Soziale Phobie und selbstunsichere Persönlichkeitsstörung überlappen sich

2.2 Definition und Beschreibung der Störung

2.2.1 Empirische Befunde

Studien zu den DSM-IV-Kriterien von SU zeigen, dass sich diese als weitgehend valide erweisen.

Wesentliche Aspekte von SU, die empirisch bestätigt wurden, sind

- ein geringes Selbstwertgefühl,
- Vermeidung sozialer Situationen,
- Angst vor Zurückweisung,
- Kritikempfindlichkeit im Hinblick auf sozial relevante Aspekte der Person,
- negativ verzerrte Selbsteinschätzung von sich selbst als sozialem Objekt,
- hohes Ausmaß an Schüchternheit,
- hohes Maß an sozialer Hemmung und sozialem Rückzug,
- höhere Probleme, emotionalen Ausdruck anderer Personen korrekt zu interpretieren (Abraham, 2005; Alden et al., 2006; Eggum et al., 2009; Herbert, 2007; Hofmann, 2007; Leising et al., 2006; Mahgoub & Hossain, 2007; Meyer, 2005; Müller, 2000; Robin et al., 2007; Rosenthal et al., 2011; Ye et al., 2011).

Personen mit SU zeigen eine erhöhte Komorbidität mit Depression (Alpert et al., 1997; Bockian, 2006). Für SU zeigt sich eine Gleichverteilung von Männern und Frauen (Becker et al., 2009). Personen mit selbstunsicherer Persönlichkeitsstörung sind zentral verunsichert bezüglich der Frage: „Bin ich oder ist mein Verhalten sozial akzeptabel?"

2.2.2 Charakteristika der selbstunsicheren Persönlichkeitsstörung

Die selbstunsichere Persönlichkeitsstörung (SU) ist eine *Nähe-Störung*: Die Klienten wollen unbedingt Kontakt und Beziehungen, trauen sich aber nicht, Beziehungen aufzunehmen oder die Klienten haben eine Beziehung und haben große Angst, diese Beziehung wieder zu verlieren, weil sie denken, sie bekommen auf keinen Fall eine neue (Büker, 2006; Cremer, 2010; Karschti, 2006; Müller-Bruhnke, 2008; Pralat, 2001; Thurow-Hartmann, 2010; Wiesener-Kalveram, 1997).

Man kann annehmen, dass sich eine SU vor allem in der Pubertät ausbildet und vor allem auf negatives Feedback bzw. negative Erfahrungen mit Peers zurückgeht (Bloemer, 2000).

Im Prinzip geht es immer um die Frage, ob die Person *wesentliche soziale Erwartungen* erfüllen kann. Aufgrund ihrer Schema-Annahmen geht sie davon aus,

- dass sie als Person oder in ihrem Handeln wesentliche soziale Erwartungen *nicht* erfüllen kann,
- dass andere Personen dies bemerken und negativ bewerten,
- dass diese Bewertung zu Abwertung und Ablehnung führt,
- und dass diese soziale Missbilligung bis hin zu sozialem Ausschluss führen kann.

Soziale Bewertung oder Abwertung lösen (massive) Unsicherheit und Scham aus: Den Personen ist eine solche Situation hochgradig peinlich; die Antizipation von Bewertung oder Abwertung löst Unsicherheit und Angst und damit starkes Vermeidungsverhalten aus (daher auch die Bezeichnung „avoidant personality disorder").

Die Personen vermeiden es, auf Leute zuzugehen, sich „zu zeigen", Smalltalk zu machen. Gehen sie auf eine Fete, nehmen sich ein Glas Sekt, stellen sich an die Wand und nehmen die Farbe des Hintergrundes an. Sie tun dies, weil sie annehmen, dass in sozialen Situationen Fehler schnell auffallen und man Fehler auch nicht mehr rückgängig machen kann: Ein falscher Joke zur falschen Zeit kann nicht mehr korrigiert werden; eine deutliche Unsicherheit wird bemerkt und kann nicht mehr kompensiert werden: Daher ist es besser, gar nichts zu tun, als für alle sichtbare Fehler zu machen.

Die Personen mit allgemeiner SU (s.u.) sind extrem stark darauf fokussiert, wo ihre Defizite liegen und was sie alles falsch machen können: Damit fokussieren sie völlig auf negative Aspekte, und damit verlieren sie eigene Stärken und Ressourcen völlig aus dem Blick.

Eine Person mit SU hat in aller Regel von sich selbst (starke) *negative Attraktivitätsannahmen*: Sie hält sich für nicht gut aussehend (bis abstoßend), für einen Langweiler, hat den Eindruck, potentiellen Partnern nichts zu bieten zu haben. Sie hält sich für ungeschickt im Umgang mit potentiellen Partnern und denkt, dass sie sich bei der Kontaktaufnahme blamieren wird.

Oft weisen die Klienten massive *Katastrophenphantasien* darüber auf, was passieren kann/wird, wenn sie sich blamieren: Sie gehen nicht einfach davon aus, dass sie „einen Korb kriegen"; sie nehmen vielmehr an, dass sie in der Disko eine Frau ansprechen und die so etwas sagt wie: „Haben Sie heute schon mal in den Spiegel geschaut?" Oder sie laden eine Frau zum Essen ein und die gibt ihnen anschließend ihre Nummer – die sich im Anschluss aber als Nummer der Telefonseelsorge entpuppt.

Was die Klienten mit SU vor allem auszeichnet, sind *massive selbsterfüllende Prophezeiungen*: Die Klienten verhalten sich aufgrund ihrer Schemata und der daraus resultierenden Angst sozial ungeschickt: Sie gehen auf eine Party, nehmen aber nicht Kontakt auf, sondern vermeiden Aufmerksamkeit; sie stellen sich an eine Wand, machen mimisch und gestisch einen abweisenden Eindruck. Dadurch nimmt dann auch niemand Kontakt zu ihnen auf und sie verlassen die Party unverrichteter Dinge. Ihren Misserfolg attribuieren sie aber nicht auf ihr ungünstiges Handeln, sondern auf ihr schlechtes Aussehen etc., wodurch sie ihre Schemata wieder bestätigt sehen. Da sie dies ständig tun, muss man therapeutisch damit rechnen, dass sie vielfach „bestätigte", *also extrem hartnäckige Schemata aufweisen.*

Die Störung ist in der Regel hoch ich-dyston, denn die Klienten wissen, dass sie sich selbst im Wege stehen: Dass sie die Kosten selbst verursachen, ist kaum zu übersehen. In aller Regel ist die Störung auch nur wenig manipulativ, was kaum überrascht, da man zur Entwicklung manipulativer Strategien soziale Übungsfelder braucht. Daher sind bei Klienten viele Aspekte von Persönlichkeitsstörungen auch nur schwach ausgeprägt. *Wegen der massiven und hartnäckigen Schemata und wegen der massiven selbsterfüllenden Prophezeiungen möchten wir SU aber als Persönlichkeitsstörung auffassen.*

In der Therapie sind die Klienten in aller Regel wenig manipulativ; sie machen nur wenige Tests und sie sind relativ änderungsmotiviert. Männliche SU neigen allerdings dazu, die empathische Therapie-Situation misszuverstehen und verlieben sich manchmal in ihre Therapeutin, wodurch hier Beziehungsangebote relativ häufig sind.

Das größte Problem für Therapeuten sind die stark implikativen und sehr hartnäckigen Schemata der Klienten: Es ist oft mühsam, diese zu bearbeiten und Therapeuten müssen hier in der Lage sein, versteckte Implikationen herauszuarbeiten, um an die zentralen Schema-Annahmen zu gelangen.

2.2.3 Allgemeine und spezifische selbstunsichere Persönlichkeitsstörung

Therapeutisch haben wir die Erfahrung gemacht, dass Klienten zwei Arten der SU aufweisen können: Eine eher allgemeine Form der SU, bei der eine allgemeine Verunsicherung über die Angemessenheit des eigenen Sozialverhaltens vorliegt und bei der man überhaupt nicht weiß, wie man „sozial ankommt"; und eine eher spezifische Form der SU, bei der Klienten stark an ihrer Attraktivität für potentielle Partner zweifeln, ansonsten aber hoch sozial kompetent und sehr wenig sozial ängstlich sein können.

- Die allgemeine SU zeichnet sich aus durch eine generalisierte soziale Verunsicherung mit Annahmen über generelle soziale Inkompetenz und generellen Befürchtungen, „sich sozial zu blamieren". Diese zeigt sich bei Personen, zu denen man enge Kontakte hat (oder gerne hätte) und auch bei Personen, zu denen man weniger engen Kontakt hat.
- Die spezifische SU ist gekennzeichnet durch Befürchtungen, die sich speziell auf die Kontaktaufnahme zu engen Kontaktpersonen, insbesondere zu potentiellen Liebes- oder Geschlechtspartnern beziehen: Hier stehen spezifische Annahmen über mangelnde Attraktivität im Vordergrund.

Diese Unterscheidung ist therapeutisch hochgradig relevant, deshalb möchten wir sie hier einführen.

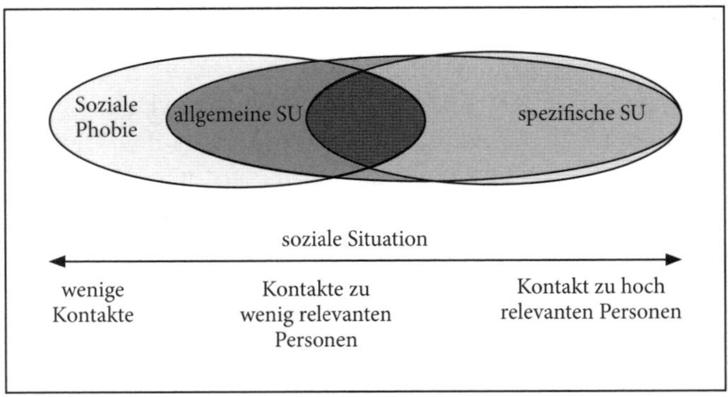

Abbildung 2: Soziale Phobie, allgemeine SU und spezifische SU

Bezüglich der SU soll daher hier ein Kontinuum definiert werden von „allgemeiner Selbstunsicherheit" bis zu „spezieller Selbstunsicherheit".

Personen mit *allgemeiner SU* sind bezüglich ihrer „sozialen Akzeptabilität" generell verunsichert, dies schließt sehr unterschiedliche soziale Situationen, auch Unsicherheiten gegenüber dem anderen Geschlecht ein. Diese Art der Komorbidität tritt häufig bei erfolglosen Narzissten auf.

Personen mit *spezifischer SU* weisen dagegen keine allgemeine soziale Unsicherheit auf: Sie sind oft sozial (sehr) kompetent und bewegen sich sicher auf Gesellschaften und im Arbeitskontext. Geht es jedoch um die Kontaktaufnahme zu potentiellen

Partnern, dann aktivieren ihre negativen Attraktivitätsannahmen große Unsicherheit und Ablehnungsängste. Diese Art von SU tritt gelegentlich als Komorbidität bei erfolgreichen Narzissten auf (Randhawa, 2007).

2.2.3.1 Allgemeine selbstunsichere Persönlichkeitsstörung

Die allgemeine SU ist charakterisiert durch eine stark verallgemeinerte Unsicherheit, ob man sich in sozialen Situationen, vor allem Interaktionspartnern gegenüber, angemessen verhalten kann, und durch die Befürchtung, soziale Erwartungen nicht zu erfüllen und sich dadurch zu „blamieren".

Personen, die eine allgemeine SU aufweisen, zeigen meist auch die Charakteristika der speziellen SU.

Die Person mit allgemeiner SU hat Annahmen der Art:

- „Ich bin sozial inkompetent": Ich werde mich Interaktionspartnern gegenüber sozial (völlig) unangemessen verhalten, gegen Erwartungen verstoßen, „ins Fettnäpfchen treten".
- „Ich verstehe soziale Regeln und Erwartungen nicht": Ich blicke nicht durch, weiß nicht, was andere wollen, verstehe soziale Erwartungen nicht und werde mich auf diese Weise „peinlich" verhalten, ohne es zu wollen und u.U. ohne es zu bemerken.
- Ich bin als Person nicht ok, habe keine sozial positiven oder eventuell sogar abstoßende Eigenschaften.
- Andere achten stark auf mein Verhalten und bewerten mich und reagieren (heftig) negativ auf meine Fehler.

Die herausragenden Befürchtungen sind

- sich vor Interaktionspartnern zu blamieren: Für „sozial daneben", inkompetent und schlicht für „blöd" gehalten zu werden;
- „peinlich" zu sein: Stark gegen soziale Regeln und Erwartungen zu verstoßen, sodass man für unakzeptabel, „nicht gesellschaftsfähig" gehalten wird, für jemanden, mit dem man nichts zu tun haben will;
- sich lächerlich zu machen": So stark gegen Erwartungen zu verstoßen, dass andere es lächerlich finden und extrem abwertend reagieren;
- ausgestoßen zu werden: Von anderen abgelehnt, von Gruppen ausgestoßen zu werden, sodass man sozial isoliert ist.

Die erwartete „Konsequenz-Kette" ist: Beobachtet werden → sich unangemessen verhalten → negativ bewertet werden → abgewertet werden → abgelehnt werden → ausgestoßen werden → sozial isoliert sein.

Aufgrund solcher Befürchtungen

- sind Personen mit allgemeiner SU in sozialen Situationen immer „verunsichert", weil sie ständig fürchten, „Fehler" zu machen und damit eine Kaskade negativer Konsequenzen loszutreten;
- versuchen Personen mit allgemeiner SU, ihr Verhalten zu kontrollieren und nicht spontan zu sein, achten auf irrelevante Aspekte und erhöhen damit die Wahrscheinlichkeit, wirklich Fehler zu machen; dadurch wirken sie oft „hölzern", unbeholfen und auch ablehnend oder abweisend;
- versuchen Personen mit allgemeiner SU, Aufmerksamkeit anderer zu vermeiden, vermeiden Situationen, in denen sie sich blamieren könnten;

- damit machen sie wenig soziale Erfahrungen und erhöhen die Wahrscheinlichkeit von realen sozialen Inkompetenzen.

Sie vermeiden es, auf Leute zuzugehen, sich „zu zeigen“, Smalltalk zu machen und gehen Interaktionen eher aus dem Weg. Sie tun dies, weil sie annehmen, dass in sozialen Situationen Fehler schnell auffallen und man Fehler auch nicht mehr rückgängig machen kann: Blamiert man sich einmal, dann wird dies von Interaktionspartnern nie wieder vergessen und kann praktisch nicht mehr gutgemacht werden. Daher ist es besser, gar nichts zu tun, als für alle sichtbare Fehler zu machen.

Wie ausgeführt, sind Klienten mit SU stark defizitorientiert: Diese führt auch dazu, dass die Personen jeden kleinen Fehler, jede eigene Unsicherheit sofort bemerken und wieder „gegen sich verwenden“, wodurch die negativen Schemata ständig scheinbar „bestätigt“ werden.

> Man muss daher in der Therapie damit rechnen, dass Klienten mit allgemeiner SU eine sehr schlechte Repräsentation eigener Ressourcen aufweisen.

Ein wesentliches Problem bei vielen SU ist, dass sie nicht nur Schemata eigener Inkompetenz und Unattraktivität aufweisen, sondern *Toxizitätsschemata*: Also Annahmen darüber,

- dass sie abstoßende Eigenschaften haben,
- dass sie für andere unangenehm, z.T. sogar „ekelhaft“ sind.

Diese Toxizitätsschemata weisen oft starke affektive Anteile auf und sind oft nicht kognitiv repräsentiert: Daher glauben die Klienten, dass sie „ekelhaft“ sind, können aber nicht spezifizieren, was genau an ihnen „ekelhaft“ sein soll.

2.2.3.2 Spezifische selbstunsichere Persönlichkeitsstörung

Unserer Erfahrung nach gibt es neben der beschriebenen *allgemeinen* Form der SU noch eine spezielle Form, die sich auf enge Bezugspersonen und insbesondere auf *potentielle Partner* bezieht.

In diesem Fall zeigen die Personen gar keine (oder nur schwache) Merkmale einer allgemeinen sozialen Verunsicherung: Sie sind oft sogar hoch sozial kompetent, wenn es um „normale Interaktionspartner“ geht (Freunde, Arbeitskollegen, Geschäftsfreunde etc.), machen mit anderen Smalltalk, interagieren problemlos mit anderen, nehmen Kontakt auf, zeigen sich anderen; sie verstecken sich nicht und meiden auch keine sozialen Kontakte; sie halten sich auch nicht für inkompetent und haben allgemein auch nicht die Angst, sich zu blamieren.

Sobald es jedoch um die Kontaktaufnahme mit potentiellen Liebes- oder Geschlechtspartnern geht, ändert sich die Situation vollständig: Dann sind die Personen plötzlich „gehemmt“, „schüchtern“, ängstlich und vermeiden oft eine direkte Kontaktaufnahme.

Analysiert man die Probleme näher, dann wird deutlich, dass Personen mit spezifischer SU

- negative Attraktivitätsschemata aufweisen, also Annahmen, für potentielle Partner nicht attraktiv oder sogar abstoßend zu sein (auch hier können somit mehr oder weniger starke Toxizitätsschemata auftreten);

- Ängste aufweisen, wegen ihrer (negativen) Attraktivität abgewertet oder abgelehnt zu werden;
- Katastrophenphantasien aufweisen, was alles Schlimmes bei einer Kontaktaufnahme passieren könnte;
- ein spezifisches Vermeidungsverhalten im Hinblick auf die Kontaktaufnahme mit potentiellen Partnern haben.

Eine Person mit spezifischer SU hat von sich selbst (starke) *negative Attraktivitätsannahmen*: Sie hält sich für nicht gut aussehend (bis abstoßend), für einen Langweiler, hat den Eindruck, potentiellen Partnern nichts zu bieten zu haben. Sie hält sich für ungeschickt im Umgang mit potentiellen Partnern und denkt, dass sie sich bei der Kontaktaufnahme blamieren wird.

Oft weisen die Klienten massive *Katastrophenphantasien* darüber auf, was passieren kann/wird, wenn sie sich blamieren: Sie gehen nicht einfach davon aus, dass sie „einen Korb kriegen"; sie nehmen vielmehr an, dass sie in der Disko eine Frau ansprechen und diese in Gelächter ausbricht und laut zu den daneben stehenden Freundinnen so etwas sagt wie: „Sie sollten es vielleicht mal eine Liga tiefer versuchen.", oder: „Mit Ihrem Gesicht würde ich mich nicht aus dem Haus trauen."

Aufgrund dieser (stark bis extrem) negativen Annahmen trauen sie sich kaum bis gar nicht, eine potentielle Partnerin oder einen potentiellen Partner anzusprechen. *Und diese Angst wird typischerweise umso größer, je wichtiger dieser Partner wird*: Wollen sie nichts von dem Partner, kann es einigermaßen gehen, sind sie aber verliebt, dann ist die Angst extrem. Abbildung 3 illustriert den Zusammenhang.

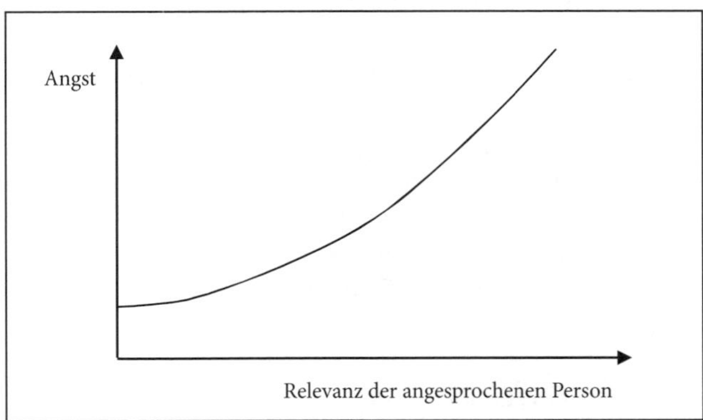

Abbildung 3: Die empfundene Angst steigt stark mit der empfundenen Relevanz der angesprochenen Person

Die Klienten wollen unbedingt eine Beziehung, sie sehnen sich total nach Nähe und Bindung: Ihre Angst steht ihnen jedoch massiv im Weg. Oft hatten sie schon lange keine Beziehung mehr, sodass das Ausmaß ihrer Deprivation hoch ist: Dadurch stehen sie oft unter großem Druck, was sie manchmal auch in der Therapie ungeduldig machen kann.

Aufgrund dieser Ambivalenz starten SU häufig Aktionen: Zum Beispiel nehmen sie sich vor, in der Disko eine Frau anzusprechen, um ihr Alleinsein zu beenden. Dann trinken sie sich Mut an, gucken sich eine potentielle Partnerin aus und steuern auf sie zu.

Während der Annäherung steigt die Angst vor Blamage jedoch exponentiell, und kurz vor dem Ziel drehen sie ab und verlassen frustriert die Disko.

Diese spezielle Art der SU kann unserer Erfahrung nach bei Personen auftreten, die ansonsten sehr selbstsicher und überhaupt nicht sozialphobisch sind: Dies ist oft dann der Fall, wenn SU komorbide bei erfolgreichen Narzissten auftritt: Die Klienten sind beruflich erfolgreich, allgemein sozial hoch kompetent und auch sonst nicht ängstlich: Geht es aber um Kontaktaufnahme zu potentiellen Partnern, haben sie massive Probleme.

2.2.4 Gängige diagnostische Kriterien: DSM-IV/DSM-5-Kriterien

Nach dem DSM-IV/DSM-V ist es ein zentrales Merkmal der SU, sozial gehemmt zu sein, sich unzulänglich zu fühlen und hypersensibel auf negative Bewertungen zu reagieren.

Die diagnostischen Kriterien der selbstunsicheren oder ängstlich-vermeidenden Persönlichkeitsstörung im DSM-IV (Saß et al., 1996) und DSM-5 (APA, 2013) sind:

- die Person vermeidet berufliche Aktivitäten mit engen zwischenmenschlichen Kontakten aus Angst vor Kritik oder Zurückweisung;
- die Person hat Angst vor Kritik, Missbilligung oder Zurückweisung;
- die Person geht nur dann zwischenmenschliche Beziehungen ein, wenn sie sicher ist, akzeptiert zu werden;
- die Person geht nicht in enge Beziehungen, aus Angst, beschämt zu werden;
- die Person befürchtet, in sozialen Situationen kritisiert, beschämt oder zurückgewiesen zu werden;
- die Person ist in zwischenmenschlichen Situationen gehemmt durch das Gefühl, unzulänglich zu sein;
- sie betrachtet sich als sozial unbeholfen, unattraktiv oder unterlegen;
- sie vermeidet Risiken oder sie vermeidet es, sich in neuen sozialen Situationen zu engagieren, aus Angst sich zu blamieren.

Wie deutlich wird, beziehen sich einige DSM-Kriterien schon auf den Fall „enger Beziehungen", entsprechen also unserer Definition von SU, aber viele beziehen sich auch allgemein auf „soziale Situationen".

2.2.5 Weitere Charakteristika

Nach Millon (1996) weisen die Klienten weiterhin folgende Charakteristika auf:

- das Gefühl, sozial isoliert zu sein;
- ein starkes Bedürfnis nach zwischenmenschlichem Kontakt;
- soziale Inkompetenzen, die zu einem tatsächlich sozial ungeschicktem Verhalten führen, das dann tatsächlich lächerlich wirkt;
- Unsicherheiten im Verhalten und im Sprechen;
- starke Spannungen und Emotions-Kontrolle;
- die Überzeugung, in der Vergangenheit abgelehnt worden zu sein;
- ein massiv distanziertes Verhalten, das manchmal auch kalt und abweisend wirkt;
- massive Vermeidung jeder potentiellen Enttäuschung;
- Misstrauen anderen gegenüber: Sie könnten bloßgestellt oder beschämt werden;

- massive Aufmerksamkeit auf das Verhalten anderer, hypersensibilisiert gegen alle potentiellen Anzeichen von Ablehnung;
- ablenkende Gedanken über Situationen;
- Schwierigkeiten, sich auf sozial relevante Stimuli zu konzentrieren;
- wegen der massiven Ablenkungen mangelnde Kapazität, sich konstruktiv mit sozialen Situationen auseinanderzusetzen;
- Gefühl, sozial unterlegen zu sein; Selbstwert-Zweifel;
- Unfähigkeit, allein zu sein und sich mit sich selbst zu beschäftigen;
- rege, kompensatorische Phantasie-Tätigkeit;
- starke Konflikte zwischen Annäherung und Misstrauen/Vermeidung.

Analysen des Interaktionsverhaltens von Klienten mit SU im IPP[1] zeigen weitere Charakteristika:

- Die Störung oder Störungsaspekte sind dem Klienten oft peinlich, auch dem Therapeuten gegenüber: Klienten haben den Eindruck, „unreif" zu sein oder Dinge nicht zu können, die anscheinend alle anderen können.
- Aus der Peinlichkeit kann manchmal ein stärkeres Maß an Vermeidung resultieren, das aber meist durch ein hohes Ausmaß an Beziehungsgestaltung durch den Therapeuten überwunden werden kann.
- Manchmal wird auch ein höheres Ausmaß an „Gehemmtheit" dem Therapeuten gegenüber deutlich: Angst vor Abwertung, Angst vor Zurückweisung, hohes Maß an Anspannung etc.: Hier sind vor allem Akzeptierung und ein hohes Ausmaß von Empathie durch den Therapeuten sehr hilfreich.
- Vor allem Klienten mit allgemeiner SU zeigen manchmal (hohe) soziale Kompetenzdefizite, die analysiert und behoben werden müssen, z.B. in Aspekten wie
  - Blickkontakt nicht halten können,
  - undeutlich, zu leise, abgehackt u.ä. sprechen,
  - keinen Smalltalk machen können,
  - sich nicht gut oder nicht positiv darstellen können,
  - Lob schlecht annehmen können u.a.
- Als Teil der sozialen Inkompetenz weisen Klienten mit allgemeiner SU manchmal Probleme auf, Interaktionspartnern genau zuzuhören, sie zu verstehen und deren Absichten zu rekonstruieren.
- Klienten mit SU neigen dazu, sich Probleme „schönzurechnen": Sich einzureden, sie könnten „mit den Problemen leben", sie können „ihre Wünsche und Bedürfnisse kontrollieren" u.a.; meist reicht es, wenn ein Therapeut „die Kosten salient macht", damit den Klienten die Kosten erneut deutlich werden.
- Manche Klienten mit SU sind in der Therapie ungeduldig und wollen schnelle Erfolge; sie erwarten oft vom Therapeuten konkrete Ratschläge und „Hilfen". Sie sind stark lösungsorientiert, obwohl das Problem überhaupt noch nicht ausreichend verstanden ist.

---

[1] Institut für Psychologische Psychotherapie in Bochum

3 Störungstheorie: Das Modell der doppelten Handlungsregulation

Das Modell der doppelten Handlungsregulation war als ein allgemeines Funktionsmodell für Persönlichkeitsstörungen vorgeschlagen worden (Sachse, 1999, 2001, 2002, 2004a, 2005, 2006a; Sachse et al., 2010). Das Modell spezifiziert zentrale psychologische Variablen, die für jede einzelne Störung spezifiziert werden müssen:

- zentrale Beziehungsmotive,
- dysfunktionale Schemata,
- kompensatorische Schemata,
- Spiel-Strukturen und manipulatives Handeln.

Im Folgenden soll nun spezifiziert werden, wie diese Variablen bei der SU genau definiert werden können.

3.1 Zentrale Beziehungsmotive

Ein zentrales Motiv der selbstunsicheren Persönlichkeitsstörung ist *Anerkennung*: Das Bedürfnis, als Person anerkannt und wertgeschätzt zu werden. Wichtig ist dabei:

- Die Anerkennung als Person: Das Feedback, „als Person ok" zu sein, liebenswert zu sein, geschätzt werden zu können.
- Die Anerkennung, über positive soziale Qualitäten zu verfügen: Anderen willkommen zu sein, von anderen geschätzt zu werden und auch
- die Anerkennung, für potentielle Partner attraktiv zu sein: „Männlich/weiblich" zu sein, über attraktive Eigenschaften zu verfügen.

> Wie bei Narzissten (NAR), so geht es auch bei SU um Anerkennung: Dennoch beziehen sich die Motive inhaltlich *auf andere Aspekte*: Bei SU geht es vor allem um *positives Feedback im Hinblick auf relevante soziale Aspekte sowie um Attraktivität* (vgl. Sachse, 2004b, 2006b, 2006c, 2007, 2008; Sachse et al., 2011).

Positive Rückmeldungen wirken im Hinblick auf Attraktivität besonders positiv (falls sie vom Schema „durchgelassen" werden) und „füttern" das Beziehungsmotiv.

Ein weiteres zentrales Motiv ist *Wichtigkeit*: Das Bedürfnis danach, im Leben von potentiellen Partnern eine Bedeutung zu haben und solche Eigenschaften und Fähigkeiten aufzuweisen, die einen für Partner potentiell wichtig machen. Es ist das Bedürfnis nach Rückmeldungen der Art:

- Du hast (aufgrund Deiner Eigenschaften) eine (hohe) Bedeutung für mich.
- Du spielst in meinem Leben als Person eine wichtige Rolle.

3.2 Dysfunktionale Schemata

3.2.1 Selbst-Schemata

Klienten mit selbstunsicherer Persönlichkeitsstörung weisen biographische Erfahrungen auf, die zu negativen Schemata führen, solchen, die den Motiven diametral gegenüberstehen. Diese Schemata beziehen sich alle auf soziale Aspekte: Attraktivität, soziale Akzeptanz, soziale Kompetenzen etc.

So glaubt ein Klient mit allgemeiner selbstunsicherer Persönlichkeitsstörung z.B.:

- Ich bin sozial inkompetent.
- Ich kann wichtige soziale Erwartungen nicht erfüllen.
- Ich kann soziale Situationen nicht richtig einschätzen.
- Ich bin als Person nicht ok.
- Ich habe keine positiven sozialen Eigenschaften.
- Ich wirke auf andere abstoßend.
- Ich kann andere nicht unterhalten/habe anderen nichts zu bieten.
- Sobald ich etwas sage, blamiere ich mich.

Verbreitete Schemata von Personen mit spezifischer SU sind:

- Ich bin nicht attraktiv.
- Ich bin nicht männlich/weiblich (genug).
- Ich habe anderen nichts zu bieten.
- Ich habe keine Eigenschaften, die einen potentiellen Partner interessieren.
- Ich kann andere nicht für mich einnehmen, nicht beeindrucken, nicht positiv auf mich aufmerksam machen.
- Ich bin ein Langeweiler.
- Wenn ich auffalle, dann falle ich negativ auf.

Während NAR im Wesentlichen negative Annahmen über die Inhaltsbereiche Leistung/Kompetenz aufweisen, so zeigen SU in erster Linie Schemata, die negative Annahmen über die soziale Eigenschaften oder Attraktivitäten für potentielle Partner aufweisen.

> Für Therapeuten ist es sehr wesentlich zu erkennen, dass die Schemata der SU *viele versteckte, implizite Annahmen enthalten*, die Therapeuten z.T. mühsam rekonstruieren müssen: Sie sollten jedoch geklärt werden, denn in den impliziten Annahmen verstecken sich hoch dysfunktionale Vorstellungen, die zu sehr ungünstigen Handlungen führen; werden diese Annahmen aber nicht klar, dann

können sie therapeutisch auch nicht bearbeitet werden und wirken sich dann weiterhin ungünstig auf das Handeln aus.

Was z.B. in Analysen häufig deutlich wird, ist, dass die Annahme „ich bin nicht attraktiv“ impliziert:

- Ich sehe nicht gut aus.

Und dann noch Annahmen wie:

- Gut aussehen ist entscheidend.
- Wenn man nicht gut aussieht, hat man bei potentiellen Partnern keine Chance.

Es gibt keine anderen relevanten Attraktivitätsfaktoren. Und auch:

- Attraktivität ist eine objektiv feststehende Tatsache.
- Attraktivität ist ein absolutes Urteil.

Und damit auch:

- Mangelnde Attraktivität kann man nicht beseitigen und nicht kompensieren.

Damit reduzieren die Klienten Attraktivität völlig auf Aussehen: Sie ignorieren damit völlig, dass es noch weitere Aspekte von Attraktivität gibt (z.B. Humor, Freundlichkeit, Empathie, Solidarität, Spontanität usw.) und ignorieren damit auch viele ihrer Ressourcen bzw. halten diese für irrelevant. Und sie übersehen eins: Wenn nur Personen, die aussehen wie Brad Pitt oder Angelina Jolie einen Partner bekommen würden, dann stünde die Menschheit auf der Liste der bedrohten Arten. Aber um die Unsinnigkeit der Gleichung „Attraktivität = Gutes Aussehen“ deutlich machen zu können, muss man sie in der Therapie zuerst einmal aufdecken.

Klienten haben auch Annahmen wie:

- Ich bin ein Langweiler.
- Ich habe potentiellen Partnern nichts zu bieten.
- Ich kann eine potentielle Partnerin nicht interessieren und nicht unterhalten.

Eine häufige Implikation der Annahme „ich kann andere nicht unterhalten“ ist: Ich muss andere auch unterhalten. Die Klienten nehmen an, dass sie bei einer Kontaktaufnahme aber auch bei dem ersten Rendezvouz 100% der Verantwortung haben und der Partner nichts dazu beitragen muss: Sie müssen 100% der Konversation bestreiten, sie müssen den Partner unterhalten, sie müssen einen guten Eindruck machen. Damit haben sie dann auch extrem den Eindruck, „auf dem Prüfstand zu stehen“.

Bei der Annahme „ich habe keinen Marktwert auf dem Beziehungsmarkt“ geht es wieder darum, dass die Klienten völlig ungeprüfte Annahmen darüber haben, was potentielle Partner wollen: Wiederum nehmen die Klienten an, Partner stehen ausschließlich auf körperliche Attraktivität und keine anderen Eigenschaften sind wertvoll (etwas, was durch Hollywood und durch Werbung durchaus gefördert wird). Die meisten Klienten haben jedoch viele Ressourcen, die sie jedoch für völlig irrelevant halten: Sie denken, dass das, was sie zu bieten haben, Partner gar nicht interessieren wird: Die „harten Dollars“ sind gutes Aussehen, sportliche Figur, ein Erscheinungsbild wie ein Model; Freundlichkeit, die Fähigkeit zuzuhören und einfühlsam zu sein, humorvoll zu sein, verlässlich und solidarisch zu sein u.a. sind aber nur „Castrolanische Rubleniks“ (das ist die Währung, mit der Dagobert Duck seine Ziege füttert), die auf dem Beziehungsmarkt nichts wert sind.

3.2.2 Beziehungsschemata

Die Beziehungsschemata von SU sind weniger ausgeprägt als die Selbstschemata. Die Klienten mit allgemeiner SU weisen meist Annahmen auf wie:

- Von Interaktionspartnern wird man ständig beobachtet und bewertet.
- Wenn man unangenehm auffällt, hat das sofort negative Konsequenzen.
- Andere legen hohe Standards an mein Verhalten an.
- Andere tolerieren keine sozialen Fehler.
- Wenn man in Gruppen auffällt, fällt man negativ auf.
- In Gruppen blamiert man sich.
- Im Mittelpunkt zu stehen ist gefährlich.

Beziehungsschemata von Klienten mit spezifischer SU sind:

- Potentielle Partner stellen hohe Anforderungen.
- Entspricht man nicht den Erwartungen, drohen massive Abwertungen.
- Macht man einen Fehler, bekommt man keine zweite Chance.

3.3 Kompensatorische Schemata

Personen mit SU weisen kaum kompensatorische Schemata auf: Es ist ihnen in ihrer Biographie kaum gelungen, ihre dysfunktionalen Schemata wirkungsvoll zu kompensieren. Daher weisen die Norm-Schemata meist auch nur massive Vermeidungsannahmen auf.

3.3.1 Normative Schemata

Die Klienten mit allgemeiner SU weisen, wie ausgeführt, massive Vermeidungsannahmen auf:

- Zeige möglichst wenig von Dir, dann kannst Du auch keine Fehler machen.
- Vermeide auf jeden Fall, Dich zu blamieren oder Dich lächerlich zu machen.
- Vermeide soziale Kontakte, die nicht sicher sind.
- Vermeide es, im Zentrum von Aufmerksamkeit zu stehen.
- Sprich nur über Themen, bei denen Du Dich wirklich gut auskennst.
- Gib in relevanten Interaktionssituationen möglichst wenig über Dich preis, denn alles, was Du zeigst, kann gegen Dich verwendet werden!
- Halte Dich bedeckt: Falle auf keinen Fall auf, denn *wenn* Du auffällst, fällst Du *unangenehm* auf!
- Gehe relevanten problematischen Interaktionssituationen am besten aus dem Weg!

Normative Schemata von Personen mit spezifischer SU sind:

- Sprich potentielle Partner nur dann an, wenn Du sicher bist, dass es klappen wird.
- Ansonsten halte Dich bedeckt und taste Dich langsam vor.
- Vermeide es auf jeden Fall, Dich vor einem potentiellen Partner zu blamieren!
- Vermeide es auf jeden Fall, von einem potentiellen Partner abgewertet oder gedemütigt zu werden!

- Vermeide es auf jeden Fall, Dich von einem potentiellen Partner als defizitär zu zeigen!

Das soziale Handeln der SU ist somit vor allem ein Vermeidungshandeln: Die zentrale Devise ist: *Gehe kein Risiko ein!* Und genau diese Devise ist eines der zentralen Probleme der Störung!

3.3.2 Regel-Schemata

Die Klienten mit SU haben (bedingt durch ihre aus den Schemata resultierenden Ängste) praktisch keine Regel-Schemata entwickelt: Denn Regel-Schemata entwickeln sich, wenn die Klienten den Eindruck haben, dass sie durch ihre Kompetenz soziale Kontrolle erlangen und dass ihnen soziale Kontrolle zusteht. Beide Annahmen haben Klienten mit SU aber nicht: Daher können sie auch keine Regel-Schemata entwickeln. Allenfalls in ihrer Phantasie kommen solche Schemata manchmal zum Tragen.

3.4 Spielebene

3.4.1 Allgemeines

Die Klienten mit selbstunsicherer Persönlichkeitsstörung sind von allen Persönlichkeitsstörungen am wenigsten manipulativ. Dies liegt einmal an der hohen Ich-Dystonie: die Klienten übernehmen relativ viel Verantwortung für ihre Probleme selbst. Andererseits liegt es aber wahrscheinlich auch daran, dass man bei dieser Störung nicht viel an Manipulation entwickeln *kann*: Denn Manipulation erzeugt immer Aufmerksamkeit und genau *das* wollen die Klienten möglichst vermeiden. Zudem erfordern Manipulationen Nähe und Beziehung und gerade das weisen Klienten nicht auf.

Daher gibt es höchstens Appelle an den Therapeuten der Art:

- Finden Sie mich in Ordnung?
- Meinen Sie, dass ich männlich wirke?
- Finden Sie, dass ich ein Langeweiler bin? u.a.

3.4.2 Spiele

Interaktionspartnern gegenüber kann manchmal Schüchternheit als Spiel eingesetzt werden, nach dem Motto: „Ich bin ja so schüchtern, ich traue mich nicht, möchtest Du mich nicht retten und die Initiative übernehmen?“ Es wird dann eine Variante des Dornröschen-Spiels gespielt: „Du musst Dir schon etwas Mühe geben, um an mich heranzukommen und mich aus meiner Höhle zu locken.“

Die Spiele sind eher „harmlos“, wenig zwingend, wenig manipulativ und insgesamt leicht durchschaubar.

In der therapeutischen Situation spielen Manipulationen nur eine untergeordnete Rolle; daher muss ein Therapeut auch kaum auf interaktionelle Spiele achten. In dieser Hinsicht sind die Klienten mit selbstunsicherer Persönlichkeitsstörung die „am wenigsten persönlichkeitsgestörten Persönlichkeitsgestörten“.

Klienten mit SU senden Images der Art:
- Ich bin schüchtern.
- Ich traue mich nicht.
- Ich bin unsicher.
- Ich hätte es gerne, wenn andere die Initiative übernehmen würden.

Und sie senden Appelle der Art:
- Sprich mich nicht an.
- Werte mich nicht ab.
- Sei vorsichtig mit mir.
- Sende mir Signale, die mir Sicherheit geben.
- Übernimm Du die Initiative.

3.4.3 Tests

Wirkliche Tests werden von Klienten mit selbstunsicherer Persönlichkeitsstörung kaum realisiert: Die Klienten stellen die Therapeuten nicht auf die Probe, sind nicht aggressiv. Mangelnde Mitarbeit kommt in erster Linie durch die änderungsresistenten Schemata zustande, nicht durch interaktionelle Spiele. Das einzige, was die Klienten tun, kann darin liegen, Zuwendung, Interesse und positive Wertschätzung des Therapeuten in Frage zu stellen, um zu sehen, ob der Therapeut das alles ernst meint.

3.5 Besonderheiten

3.5.1 Kosten

In der Regel sind den Klienten große Teile der Kosten ihres Handelns klar; auf manche Kosten müssen sie jedoch noch hingewiesen werden. Meistens ist den Klienten auch klar, dass sie die Kosten durch ihr eigenes Handeln selbst erzeugen. Was ihnen dagegen weit weniger klar ist, ist, *dass ihre Schemata Konstruktionen sind* und dass somit ihre Kosten auf dysfunktionale Schemata zurückgehen.

3.5.2 Vermeidung von Kontakten

Aufgrund der Motive weist ein Klient mit selbstunsicherer Persönlichkeitsstörung ein sehr starkes Bedürfnis nach Nähe und Bindung auf: Er will unbedingt soziale Kontakte bekommen und pflegen, möchte dringend Anschluss, sucht eine Partnerin oder einen Partner, leidet unter dem Single-Dasein. Je länger dieses Single-Dasein dauert, desto größer wird das Ausmaß der Deprivation. Hat er eine Beziehung, dann geht er auch eine Bindung ein.

Das Problem besteht jedoch darin, dass er aufgrund seiner Schemata davon ausgeht, dass es ihm überhaupt nicht gelingen kann und gelingen wird, sich sozial angemessen zu verhalten oder dass er positive Sozialkontakte in entspannter Weise wird realisieren können; dass es überhaupt nicht gelingen kann, einen Partner oder eine Partnerin für sich zu gewinnen. Somit determinieren die dysfunktionalen Schemata und die Norm-

Schemata ein sehr hohes Angst-Niveau: Die Klienten gehen mit hoher Ängstlichkeit in soziale Situationen, sie gehen davon aus, dass sie ständig „begutachtet" und bewertet werden und damit bewegen sie sich nie gelöst und entspannt; sie sind sozialen Situationen gegenüber immer ambivalent.

Die Klienten betrachten Situationen, in denen man Kontakt zu potentiellen Partnern aufnimmt, als äußerst gefährlich und hoch aversiv; sie befürchten in hohem Maße, dass ihre Schemata (massiv) bestätigt werden und dass sie sich derart blamieren, dass sie sich nicht mehr unter Menschen wagen können.

Daher traut er sich auch nicht, die Initiative zu ergreifen und Kontakt aufzunehmen.

> Der Klient weist eine massive Angst vor Ablehnung oder Zurückweisung auf; aber nicht, weil es so schlimm wäre, einen „Korb" zu bekommen. *Für den Klienten bedeutet eine Ablehnung vielmehr, dass seine Annahmen bestätigt werden*: „Wenn eine Frau nein sagt, dann heißt das, dass ich wirklich völlig unattraktiv bin. Und dann kann ich nie wieder eine Frau ansprechen!" Die Katastrophe ist daher nicht die Ablehnung an sich: Das Schlimme ist die – in den Augen des Klienten – damit verbundene *Bestätigung der negativen Annahmen*. Und diese Bestätigung muss unter allen Umständen vermieden werden. Damit hat der Klient jedoch eine massive Angst davor, Kontakt aufzunehmen; das Risiko einer Ablehnung erscheint viel zu groß.

Auch hat ein Klient mit selbstunsicherer Persönlichkeitsstörung Angst davor, sich zu blamieren, und versucht daher, möglichst *nicht* im Mittelpunkt zu stehen. Während ein Histrioniker auf einer Fete sofort zum Mittelpunkt strebt und die Aufmerksamkeit aller auf sich zieht, versucht ein Klient mit selbstunsicherer Persönlichkeitsstörung gerade, Aufmerksamkeit zu vermeiden: er stellt sich mit seinem Sektglas an die Wand und nimmt die Farbe des Hintergrunds an. Wird ihm Aufmerksamkeit zuteil, dann ist ihm dies unangenehm, weil er glaubt, dann negativ auffallen zu können. Zumindest ist er aber ambivalent: Einerseits kann er sich über die Kontaktaufnahme freuen, andererseits wird sie ihm aber auch Angst machen.

Initiativ wird er erst, wenn er von einem potentiellen Partner deutliche Signale erhält,

- dass dieser sich für ihn interessiert;
- dass dieser ihm wohlgesonnen ist;
- dass dieser aufgefordert werden möchte.

Das heißt: Er kann initiativ werden, wenn er sicher sein kann, dass er mit seiner Aktion nicht scheitern kann. Und darin besteht das Problem: Die meisten Klienten mit selbstunsicherer Persönlichkeitsstörung benötigen hierzu schon *sehr* klare Signale; auf die üblichen Flirtsignale reagieren sie nicht. (Das erinnert stark an den Song „Twenty-four years I've been living next door to Alice": Offenbar waren hier zwei Personen mit selbstunsicherer Persönlichkeitsstörung beteiligt, die dringend auf klare Signale des anderen gewartet haben, wobei allerdings keiner die Souveränität aufgebracht hat zu sagen: „Who the fuck is Alice?".)

Somit hält ein Klient mit selbstunsicherer Persönlichkeitsstörung Distanz: Nicht, weil er Distanz will, sondern weil er sich nicht traut, die Initiative in Richtung auf Nähe zu übernehmen. Distanz ist sozusagen ein „Sicherheitsabstand".

3.5.3 Selbsterfüllende Prophezeiungen

Alle Persönlichkeitsstörungen erzeugen selbsterfüllende Prophezeiungen; Klienten mit selbstunsicherer Persönlichkeitsstörung sind darin jedoch führend. Sie verhalten sich schüchtern, distanziert; sie wirken deshalb abweisend, wenig offen, an Beziehungen eher uninteressiert. Sie senden Signale wie:

- Bitte sprechen Sie mich nicht an!
- Ich will allein bleiben!
- Bitte nicht stören!
- Ich bin an Beziehungen uninteressiert! u.a.

Sehr wahrscheinlich reagieren potentielle Interaktionspartner auf diese Signale und lassen die Klienten mit selbstunsicherer Persönlichkeitsstörung in Ruhe: Sie nähern sich *nicht* an, machen *keine* Angebote, flirten *nicht* usw. Dies wiederum wird dann von den Klienten so verarbeitet wie:

- Keiner interessiert sich für mich!
- Dies zeigt, wie gänzlich unattraktiv ich bin!
- Folglich sollte ich überhaupt nichts mehr unternehmen!

Die Klienten stellen damit durch ihr Verhalten und durch die Interpretation von Verhalteneffekten durch ihre Schemata bestimmte Arten von Erfahrungen erst her; *das* aber sehen sie nicht; sie halten ihre „Erfahrungen" für eindeutig, zwingend und valide. Genau das aber ist vollkommener Unsinn: Die Erfahrungen beweisen gar nichts, außer, dass die Personen ein Problem haben: Aber das wusste man vorher auch schon. „Erfahrungen" werden von den Personen für besonders beweiskräftig gehalten; und sie bestätigen immer die negativen Annahmen. Tatsächlich sind die Erfahrungen jedoch bullshit: Sie sind die Gedächtniszellen nicht wert, in denen sie gespeichert sind! Die Klienten halten jedoch aufgrund dieser „Beweise" sehr hartnäckig an den dysfunktionalen Annahmen fest, und das ist das therapeutische Hauptproblem der Klienten mit selbstunsicherer Persönlichkeitsstörung.

3.5.4 Ich-Syntonie, Perspektive und Vermeidung

Die selbstunsichere Persönlichkeitsstörung ist wahrscheinlich die am wenigsten ich-syntone aller Persönlichkeitsstörungen: Die Klienten bemerken sehr gut ihre Bedürfnisse; und sie bemerken sehr gut, dass es ihnen nicht gelingt, diese Bedürfnisse zu befriedigen. Und sie bemerken sehr gut, dass *sie sich selbst im Wege stehen:* Das heißt, sie erkennen den Zusammenhang zwischen eigenem Verhalten und Kosten sehr genau. Daher sind die Klienten vergleichsweise änderungsmotiviert, schon zu Beginn der Therapie.

Das bedeutet jedoch nicht, dass eine Veränderung einfach ist: wie gesagt sind die Schemata recht resistent.

Die Perspektive der Klienten ist eher external: sie achten stark auf das Verhalten anderer und darauf, welche „Signale“ potentielle Interaktionspartner aussenden. Daher haben Therapeuten Mühe, die Perspektive der Klienten zu internalisieren.

Das Ausmaß an (inner-therapeutischer!) Vermeidung ist wegen der hohen Ich-Dystonie vergleichsweise gering. Die Behandlung der Ängste und Annahmen kann den Klienten dennoch unangenehm sein und sollte daher vom Therapeuten stark entpeinlicht werden.

4 Therapeutische Strategien

In diesem Kapitel stellen wir die therapeutischen Vorgehensweisen für Klienten mit selbstunsicherer Persönlichkeitsstörung dar. Wir gehen dabei davon aus, dass hier die Bearbeitung dysfunktionaler Schemata im Zentrum der therapeutischen Arbeit steht.

4.1 Therapeutische Grundhaltungen

Aspekte selbstunsicherer Persönlichkeitsstörung sind relativ verbreitet, auch unter Therapeuten: Damit ist es wichtig für Therapeuten, bei der Arbeit mit diesen Klienten nicht in „Plausibilitätsfallen“ zu tappen und Aspekte des Klienten-Problems mit eigenen Anteilen zu verwechseln.

Wichtig ist auch Geduld: Die Bearbeitung der Schemata kann sich als zäh und mühsam erweisen und hier sollte ein Therapeut einfühlsam bleiben: Er sollte sehr straight sein, Implikationen aufdecken und „am Ball bleiben“, aber nicht „mit der Brechstange“ versuchen, ein Schema „zu knacken“. Die Klienten benötigen es oft, *die gleiche Erkenntnis mehrfach zu entwickeln*, bis sie sie integrieren können; die Klienten benötigen Zeit, sich zu einer Veränderung zu entschließen, den Mut zu fassen, Risiken einzugehen u.ä. Der Therapeut muss stark motivieren, darf aber nicht zu viel Druck auf den Klienten ausüben.

Der Klient muss sich in hohem Maße in seinem Problem akzeptiert und verstanden fühlen: Folglich sollte ein Therapeut dazu in der Lage sein. Er muss den Klienten respektieren und Schlussfolgerungen und Ängste verstehen können. Er sollte Verständnis kommunizieren, aber dem Klienten auch Hoffnung vermitteln, dass eine gute Chance besteht, das Problem zu lösen, wenn der Klient mitarbeitet.

Der Therapeut sollte dem Klienten die Haltung vermitteln:

- Ich kann Ihre Probleme verstehen.
- Ich werte Sie deshalb keineswegs ab; diese Probleme zu haben, ist in keiner Weise „ehrenrührig“, sondern man hat sie in der Biographie erworben und nun muss man sich ihnen stellen.
- Wir werden uns bemühen, die Probleme genau zu verstehen.
- Und wenn wir sie verstanden haben, werden wir sie angehen, wobei Ihre Mitarbeit entscheidend ist.

4.2 Therapiephasen

Phase 1 der Therapie dient der Etablierung einer vertrauensvollen Therapeut-Klient-Beziehung. Hier realisiert ein Therapeut:

- Komplementarität zur Motivebene,
- Explizierung der Beziehungsmotive und auch
- Klärung bis an die Kante des Möglichen.

In der Regel dauert diese Phase nicht lange.

Die Phase 2 dient der Definition des Problems: Da dem Klienten seine Problem-Aspekte in der Regel klar sind, sind konfrontative Interventionen kaum nötig. Oft überlappen sich bei SU-Klienten Phase 1 und Phase 2 auch, indem eine Problemdefinition schon sehr früh im Prozess möglich ist.

In Phase 3 geht es um die Klärung der relevanten Schemata: Wie schon deutlich wurde, sind dabei einige Aspekte der Schemata relativ leicht zu klären, andere, eher implikative verdeckte Aspekte müssen aber oft durch den Therapeuten expliziert werden, da sie dem Klienten gar nicht klar sind.

In Phase 4 geht es um eine therapeutische Bearbeitung der Schemata, vor allem im Ein-Personen-Rollenspiel. Auch in dieser Phase ist es meist noch nötig, implizite Schema-Aspekte explizit zu machen und diese explizit gewordenen Aspekte dann systematisch zu bearbeiten.

In Phase 5 geht es um *Transfer*: Der Klient muss das neu Gelernte in der Alltagspraxis anwenden. Dies ist der entscheidenste und auch schwierigste Schritt der Therapie.

4.3 Phase 1

4.3.1 Komplementarität zur Motivebene

Die Komplementarität des Therapeuten zur Motivebene ist hier weniger entscheidend als bei anderen Persönlichkeitsstörungen (Sachse, 2000, 2006c). Dennoch fördert auch hier Komplementarität den Aufbau von Beziehungskredit. Der Therapeut sollte den Klienten

- sehr ernst nehmen: seine Schwierigkeiten, seine Annahmen, seine Ängste;
- respektvoll behandeln, als Person, die natürlich positive Eigenschaften und Ressourcen aufweist, die man respektieren kann;
- Verständnis signalisieren und deutlich machen, dass er die Probleme nachvollziehen kann, dass man solche Probleme haben kann und dass es keineswegs ehrenrührig ist, solche Probleme zu haben;
- signalisieren, dass es ihm wichtig ist, den Klienten zu verstehen, dass es ihm wichtig ist, mit dem Klienten zu arbeiten, dass er sich für den Klienten engagiert.

Der Therapeut sollte als kompetent erscheinen, als jemand, der die Probleme versteht und der bei der Lösung der Probleme helfen kann.

Wichtig ist auch, dass der Therapeut keinen Druck auf den Klienten ausübt: Der Klient bestimmt das Tempo und es wird getan, was der Klient will. Der Therapeut holt die Motivation für therapeutische Arbeit immer aus der Absicht des Klienten heraus: Es wird gearbeitet, wenn *der Klient* etwas ändern will; es wird etwas geändert, wenn *den Klienten* etwas stört usw. Das ist wichtig, da die Änderungsresistenz der Schemata manche Therapeuten dazu verleiten kann, Druck auf den Klienten auszuüben; jedoch lassen sich Veränderungen nicht mit der Brechstange erzielen. Therapeuten sollten hier nicht Druck mit Motivierung verwechseln: Druck bedeutet, dass im Wesentlichen *der Therapeut* die Änderung will und versucht, den Klienten ebenfalls dazu zu bringen. *Motivierung* bedeutet, dass der Therapeut dem Klienten deutlich macht, dass der Klient gute Gründe hat, eine Veränderung selbst zu wollen (vgl. Sachse, 2009; Sachse & Langens, 2014; Sachse, Langens & Sachse, 2012). Der Therapeut benötigt compliance vom Klienten, und die muss er jeweils *schaffen*.

4.3.2 Explizierung der Beziehungsmotive

Auch diese Intervention spielt bei Klienten mit selbstunsicherer Persönlichkeitsstörung keine so große Rolle: Den Klienten sind ihre Motive zum großen Teil klar. Allerdings kann der Therapeut durch ein Eingehen auf die Motive Beziehungskredit gewinnen.

4.3.3 Klären bis an die Kante des Möglichen

Es ist bei SU äußerst wichtig, dass die dysfunktionalen Schemata geklärt, also valide kognitiv repräsentiert werden: Dem Klienten muss klar werden,

- dass er Schemata aufweist, dass diese Schemata Annahmen sind, dass diese Schemata hinterfragbar und veränderbar sind;
- wie genau die Schemata heißen;
- dass die Schemata viele implizite Annahmen enthalten und wie diese impliziten Annahmen lauten.

> Dabei führen *Fragen* des Therapeuten nur begrenzt weiter: Da Klienten ihre Schemata zum Teil nicht präsent haben, können sie sie auf Fragen des Therapeuten hin auch nicht benennen. Therapeuten müssen daher die implizit angesprochenen erschließbaren Schemata *explizit* machen, müssen sie für den Klienten benennen, in Worte fassen, *auf den Punkt bringen*. Damit helfen sie dem Klienten, seine Schemata zu kennen, zu verstehen, zu repräsentieren. Diese Repräsentationsbildung der relevanten Schemata ist eine zentrale Voraussetzung für ihre therapeutische Bearbeitung (vgl. Sachse & Sachse, 2011).

4.3.4 Umgang mit Tests

Ein spezieller Umgang mit Tests ist bei Klienten mit selbstunsicherer Persönlichkeitsstörung in der Regel nicht nötig: Es genügt, wenn der Klient sich weiterhin komplementär verhält.

4.4 Phase 2

4.4.1 Problem-Definition

Hier geht es darum, durch Klärungsprozesse genau zu definieren, was genau das Problem des Klienten ist und was der Klient in der Therapie bzw. durch die Therapie erreichen will (soweit man dies zu diesem Zeitpunkt bereits klären kann).

4.4.2 Transparentmachen der Spielebene

Da die Spielebene im Verhalten der Klienten mit selbstunsicherer Persönlichkeitsstörung keine große Rolle spielt und auch in der therapeutischen Interaktion kaum auffällig ist, ist auch die therapeutische Bearbeitung der Spielebene kaum relevant. Sollten Spielaspekte vorkommen, dann kann der Therapeut den Klienten damit konfrontieren. Konfrontieren muss ein Therapeut den Klienten aber oft:

- Mit seiner starken Risiko-Vermeidung: Der Klient geht *allen* Risiken aus dem Weg und verbaut sich damit alle Erfolgschancen; wenn er eine Partnerschaft eingehen will, wird er bereit sein müssen, ein gewisses Risiko einzugehen.
- Mit seinen massiven selbsterfüllenden Prophezeiungen und deren Konsequenzen, insbesondere der artifiziellen Stabilisierung der Schemata.

4.5 Phase 3

4.5.1 Klärung

In dieser Phase geht es zentral um das Klären der Schemata. Hier ist es sehr wesentlich, dass der Therapeut die *Implikationen von Schemata herausarbeitet* (vgl. Sachse, 1992, 2003, 2005, 2008b; Sachse & Fasbender, 2010; Sachse, Fasbender & Breil, 2009).

Viele Schemata weisen verborgene, implizite Annahmen auf: Diese Annahmen sind dem Klienten überhaupt nicht klar, er kann sie nicht explizit äußern. Dennoch steuern sie seine Verarbeitungsprozesse und sein Handeln in hohem Maße. Therapeuten müssen deshalb hier impliziten Annahmen „auf die Schliche kommen" und diese zusammen mit dem Klienten herausarbeiten oder sie explizieren, um sie deutlich zu machen.

Zum Beispiel ist eine häufige Implikation der Annahme „ich kann andere nicht unterhalten" ist: „Ich *muss* andere auch unterhalten". Die Klienten nehmen an, dass sie bei einer Kontaktaufnahme, aber auch bei dem ersten Rendezvous 100% der Verantwortung haben und der Partner nichts dazu beitragen muss: Sie müssen 100% der Konversation bestreiten, sie müssen den Partner unterhalten, sie müssen einen guten Eindruck machen. Damit haben sie dann auch sehr den Eindruck, „auf dem Prüfstand zu stehen".

Bei der Annahme „ich habe keinen Marktwert auf dem Beziehungsmarkt" geht es wieder darum, dass die Klienten völlig ungeprüfte Annahmen darüber haben, was potentielle Partner wollen: Wiederum nehmen die Klienten an, Partner stehen ausschließlich auf körperliche Attraktivität und keine anderen Eigenschaften sind wertvoll (etwas, was durch Hollywood und durch Werbung durchaus gefördert wird). Die meisten

Klienten haben jedoch viele Ressourcen, die sie aber für völlig irrelevant halten: Sie denken, dass das, was sie zu bieten haben, Partner gar nicht interessieren wird: Die „harten Dollars“ sind gutes Aussehen, sportliche Figur, ein Erscheinungsbild wie ein Model; Freundlichkeit, die Fähigkeit zuzuhören und einfühlsam zu sein, humorvoll zu sein, verlässlich und solidarisch zu sein u.Ä. sind aber im Grunde irrelevant und müssen nicht weiter beachtet werden.

4.6 Phase 4

4.6.1 Bearbeitung von Schemata

Aus langjähriger therapeutischer Erfahrung wissen wir, dass eine Bearbeitung der dysfunktionalen *und* der Norm-Schemata *der* zentrale Teil der therapeutischen Arbeit mit SU-Klienten ist.

Anders als bei anderen Klienten mit Persönlichkeitsstörungen hat ein Therapeut kaum Probleme mit einer konstruktiven Beziehungsgestaltung; der Therapeut wird auch nicht in Interaktionsspiele verwickelt: Therapeutische Probleme, die für andere Persönlichkeitsstörungen kennzeichnend sind, treten hier kaum auf.

Dagegen erweisen sich die Schemata als äußerst hartnäckig: Sie weisen ein hohes Maß an verdeckten, impliziten Annahmen auf, sind stark änderungsresistent und Klienten mit SU weisen z.T. auch massive affektive Schema-Komponenten auf.

Wir vermuten, dass ein Grund, warum die Schemata so stark änderungsresistent sind, in dem extrem hohen Ausmaß an selbsterfüllenden Prophezeiungen liegt: Die Klienten tun sehr viel, um ihre Schemata scheinbar immer wieder selbst zu bestätigen. Sie interpretieren hartnäckig alle Situationen, in denen eine Kontaktaufnahme nicht geklappt hat (und das sind in der Regel 100% der Situationen) *als eigene, stabile Defizite*: Damit werden, aus der Sicht des Klienten, die Schemata aber immer und immer wieder „empirisch validiert“. Die Klienten formulieren dies auch in Sätzen wie „ich habe 20 Jahre Erfahrungen damit, unattraktiv zu sein“ und glauben auch fest an solche Annahmen. Tatsächlich haben sie 20 Jahre Erfahrungen mit selbsterfüllenden Prophezeiungen!

Diese ständigen Bestätigungen und das Nachdenken der Klienten über die Gründe der Misserfolge sind wahrscheinlich auch dafür verantwortlich, dass die Schemata sich mit immer neuen, z.T. impliziten Annahmen „anreichern“.

Klienten entwickeln dann immer mehr „Differenzierungen“, z.B. von „ich bin nicht attraktiv“:

- Ich bin ein Langweiler.
- Ich kann Frauen nicht unterhalten.
- Ich habe absolut nichts zu bieten.
- Ich bin körperlich zu schwach.
- Ich bin sexuell eine Niete.
- Ich kann nicht mit anderen Männern konkurrieren.

- Ich habe keine Ausstrahlung usw. usw. usw.

Sie entwickeln aber auch dysfunktionale Definitionen wie:

- Attraktivität definiert sich ausschließlich durch körperliche Attraktivität.
- Nur körperliche Attraktivität zählt auf dem „Beziehungsmarkt".
- Attraktivität ist ein absolut definiertes Konstrukt: Man hat es oder man hat es nicht.
- Attraktivität ist ein unveränderliches Kennzeichen der Person.

Sowie dysfunktionale Annahmen wie:

- Ich muss in Beziehungsaufnahmen allein die Initiative übernehmen.
- Bei Dates bin ich allein dafür verantwortlich, dass die Konversation gut läuft.
- Beim geringsten Fehler meinerseits wird sich die potentielle Partnerin bzw. der potentielle Partner abwenden.

Die meisten dieser Annahmen sind implizit: Der Klient hat sie und glaubt an sie und die Annahmen steuern Verarbeitung und Handlung. Dem Klienten ist aber nicht bewusst, dass er sie hat: Er kann sie daher gar nicht von sich aus äußern und kann sie meist auch nicht auf Befragen angeben.

Bewährt hat sich hier insbesondere das *Ein-Personen-Rollenspiel* (vgl. Breil & Sachse, 2009; Sachse, 1983, 2006d; Sachse, Püschel, Fasbender & Breil, 2008; Sachse et al., 2009, 2011): Es ist nämlich ganz besonders wichtig, den Klienten dazu zu veranlassen, die Therapeuten-Position *selbst* einzunehmen, um die Perspektive systematisch zu wechseln, aus seinem Bezugssystem herauszutreten und sich von seinen Annahmen zu distanzieren. Auf diese Weise kann er im Ein-Personen-Rollenspiel Fragen verfolgen wie:

- Welche Beweise gibt es z.B. für meine Unattraktivität?
- Wie sind diese Beweise zustande gekommen?
- In welchem Ausmaß habe ich die Beweise durch mein eigenes Verhalten hergestellt?
- Wie zwingend sind meine Schlussfolgerungen?

Im Ein-Personen-Rollenspiel kann er auch systematisch Annahmen über Situationen analysieren, z.B. die Annahme: „Wenn ich es doch mal schaffen sollte, eine Frau zum Essen einzuladen, dann werde ich sie dabei derart langweilen, dass sie schreiend rausläuft oder mir zum Abschied statt ihrer die Nummer der Telefonseelsorge gibt." Im Ein-Personen-Rollenspiel kann der Klient z.B. herausarbeiten,

- dass er in anderen Kontakten, in denen es „nicht darauf ankommt", durchaus unterhaltsam sein kann;
- dass er über relativ viele Themen sprechen kann;
- dass er nicht allein die Verantwortung für die Unterhaltung hat;
- dass es beim ersten Gespräch nicht darauf ankommt, als besonders klug zu erscheinen;
- dass man auch interessiert wirkt, wenn man aufmerksam zuhört und auf diese Weise das Gespräch nicht unbedingt aktiv gestalten muss.

Letztlich sollte es dem Klienten klar werden, dass er seine Situation nicht ändert, wenn er nicht initiativ wird und dass er deshalb die Initiative ergreifen muss. Und es muss dem Klienten klar werden, dass man niemals das Risiko einer Ablehnung absolut vermeiden kann. Und dazu kann er im Ein-Personen-Rollenspiel erarbeiten,

- dass eine Ablehnung keineswegs zwingend bedeutet, dass seine Annahmen stimmen;

- dass eine Frau sehr viele unterschiedliche Gründe haben kann, warum sie ein Angebot ablehnt;
- dass viele dieser Gründe mit ihm gar nichts zu tun haben;
- dass es nicht wahr ist, dass man bei den ersten Versuchen auf die Richtige trifft;
- dass daher immer nur einer von vielen Versuchen erfolgreich sein kann
- und dass Ablehnungen daher völlig normal, zu erwarten und nicht weiter tragisch sind.

Die Umstrukturierung der dysfunktionalen Schemata ist therapeutisch von zentraler Bedeutung: ohne eine Schema-Veränderung ist keine Verhaltensänderung zu erwarten.

4.6.2 Ein-Personen-Rollenspiel als Motivationstechnik

Das Ein-Personen-Rollenspiel kann auch sehr gut als Motivationstechnik angewandt werden (Sachse, Langens & Sachse, 2012): Dabei entwickelt der Klient auf der Therapeuten-Position (unter Anleitung des „Supervisors") keine kognitive Disputation von Annahmen, sondern er entwickelt *Änderungsmotivation*.

Der Therapeut kann dem Klienten *in stark emotionalisierter Weise* klar machen,

- dass der Klient hohe Kosten erzeugt, dass für ihn diese Kosten im Hinblick auf seine Motive und Ziele sehr relevant sind und dass er diese Kosten komplett leid ist;
- dass der Klient nun aktiv gegen seine Schemata angehen muss, dass er von seinen Schemata „die Schnauze gestrichen voll hat" und dass er die Schemata nun aktiv bekämpfen muss;
- dass er nun aktiv gegen seine Schemata handeln muss, dass es ihm nicht erspart bleibt, Risiken einzugehen, dass er auch dann handeln muss, wenn er Angst spürt, dass er sich aber durch seine Risiko-Scheu nicht unterkriegen lassen darf;
- dass er stärker ist als seine dämlichen Schemata, dass er stark ist und den Kampf aufnehmen kann, dass er sich von nun an nicht länger einschüchtern lassen will und auch nicht einschüchtern lassen wird;
- dass er in der Lage ist, sich die vorher erarbeiteten Ressourcen und positiven Eigenschaften jederzeit „auf den Schirm zu holen", und sich klarmachen kann, dass er keinen Grund hat, sich klein zu fühlen oder klein zu machen.

Motivationstechniken wirken über die starke emotionale und affektive Beteiligung der Klienten auch stark positiv auf affektive Schemata ein: Vor allem „Toxizitätsschemata" sollten mit solchen Maßnahmen angegangen werden.

Äußerst wichtig ist es aber auch, dem Klienten Folgendes deutlich zu machen:

- Keine Macht der Welt kann es ihm ersparen, selbst Initiativen zu ergreifen.
- Jede Initiative ist mit dem Risiko behaftet, dass sie scheitern kann: Keine Macht der Welt kann ihn vor diesem Risiko bewahren.
- Daher hat er die Wahl zwischen zwei Alternativen: Er tut nichts, oder er handelt trotz der Risiken.
- Also wird er Risiken auf sich nehmen müssen.
- Also muss er Risiken realistisch abschätzen, und er muss lernen, sie zu akzeptieren und mit ihnen zu leben.
- Das kann er gut im Ein-Personen-Rollenspiel lernen.

4.6.3 Kompetenz-Training

Bei Personen, die lange Zeit sozialen Interaktionen systematisch aus dem Wege gehen, *muss man damit rechnen*, dass diese auch *soziale Kompetenzdefizite* aufweisen: sie trainieren vorhandene Kompetenzen nicht, verlieren sie und bauen keinerlei neue auf. Wie oben ausgeführt treten Kompetenzdefizite nicht immer auf: Bei bestimmten Komorbiditäten weisen die Klienten u.U. auch gar keine sozialen Kompetenz-Defizite auf. Allerdings *könnten* die Klienten solche Defizite aufweisen und deshalb muss dieser Aspekt von Therapeuten auch immer analysiert werden.

Wenn bei Klienten mit selbstunsicherer Persönlichkeitsstörung ein Training sozialer Kompetenzen erforderlich ist, müssen sie z.B. lernen,

- wie man Smalltalk macht;
- wie man lächelt;
- wie man flirtet;
- wie man Komplimente macht;
- was man in welchen Situationen besser nicht tut usw.

Entsprechende Rollenspiele, auch in Gruppen, sind hier indiziert.

4.7 Transfer

Ein Problem bei SU-Klienten besteht oft darin, dass Klienten das in der Therapie gelernte einfach im Alltag nicht umsetzen. Daher ist es wichtig, die reale Umsetzung mit Klienten exakt zu vereinbaren, dem Klienten Hausaufgaben zu geben und ihre Umsetzung zu supervidieren.

Gerade bei Klienten mit selbstunsicherer Persönlichkeitsstörung ist daher ein expliziter Transfer des in der Therapie Erarbeiteten in die Realität besonders wichtig: Die Klienten müssen sich letztlich *trauen*, auf potentielle Partner zuzugehen, andere Personen anzusprechen, Smalltalk zu machen usw.

Und genau dies erweist sich auch in der Therapie oft als die entscheidende Hürde: Die Klienten setzen das neue Verhalten nicht um.

Daher ist es wichtig, dass Therapeuten

- schon früh in der Therapie, nach den ersten Erfolgen im Ein-Personen-Rollenspiel oder in konkreten Trainings mit den Klienten erste (kleinere) *Hausaufgaben* vereinbaren, die Klienten umsetzen sollen;
- die Hausaufgaben mit den Klienten besprechen, besprechen, was genau der Klient gemacht hat, und erarbeiten, warum der Klient sie nicht gemacht hat;
- besprechen, wie die Hausaufgaben gelaufen sind, was daran gut geklappt hat, was schiefgegangen ist und warum;
- mit den Klienten spezielle Motivationsstrategien durchführen, um Klienten zu veranlassen, die Hausaufgaben durchzuführen und zwar genau so, wie sie in der Therapie vereinbart wurden (vgl. Sachse, Langens & Sachse, 2012).

5 Beziehungsangebote durch den Klienten

5.1 Das Problem

Eine Therapeutin oder ein Therapeut können vom Klienten Beziehungsangebote bekommen: Das Angebot, „einen Kaffee trinken zu gehen“, eine Freundschaft zu beginnen oder eine Liebesbeziehung zu starten.

Das Problem dabei ist nun nicht nur, dass der Therapeut alle diese Angebote nicht annehmen kann, sondern das Problem dabei ist, dass er die Angebote in solch einer Weise ablehnen muss, dass der Klient dies möglichst gut verkraften kann *und so*, dass die therapeutische Beziehung möglichst weitergeführt werden kann. Dies zu erreichen ist aber gar nicht so einfach: Man kann daher die Situation „Beziehungsangebot“ als eine für den Therapeuten „schwierige Interaktionssituation“ betrachten.

5.2 Beziehungsangebote durch selbstunsichere Klienten

Natürlich können Therapeuten von vielen Klienten Beziehungsangebote bekommen: Am häufigsten sind solche jedoch von Klienten mit SU, histrionischer und Borderline-Persönlichkeitsstörung (vgl. Sachse, 2000, 2002, 2004c, 2013; Sachse & Fasbender, 2013).

Dass Klienten mit SU Therapeuten besonders häufig Beziehungsangebote machen, liegt daran,

- dass die Klienten beziehungsmäßig stark depriviert sind und unbedingt eine Beziehung wollen;
- dass sie sich aber nur dann überhaupt trauen, jemandem ein Angebot zu machen, wenn sie vorher Signale bekommen, dass das ok ist;
- dass sie häufig das Beziehungsverhalten von Therapeuten so auffassen, dass der Therapeut mit ihnen gerne eine Beziehung eingehen würde: Akzeptanz und Empathie missverstehen sie als implizite Beziehungsbotschaft, wodurch sie sich dann trauen, dem Therapeuten ein solches Angebot zu machen.

Dabei bleibt ein solches Angebot, das sollte man sich als Therapeut immer klarmachen, für den SU immer noch eine heikle Angelegenheit. Der Klient

- weiß natürlich, dass er mit einem solchen Angebot den Rahmen der Therapie verlässt;

- ist sich natürlich darüber klar, dass eine Therapeutin bzw. ein Therapeut das Angebot ablehnen kann.

Aus diesem Grund hat das Angebot bei SU-Klienten meist eine ganz charakteristische Form:

- Der Klient macht das Beziehungsangebot nicht offen und direkt (wie z.B. ein narzisstischer Klient: „Ich würde Sie gerne mal zum Essen einladen." o.ä.), weil dies aus seiner Sicht viel zu gefährlich wäre.
- Der Klient macht das Angebot vielmehr indirekt, vorsichtig; er tastet sich langsam an das Thema heran und dabei ist ihm die ganze Zeit über mulmig zumute; im Grunde genommen ist ihm die ganze Aktion hoch peinlich.
- Sobald der Klient den Eindruck hat, dass eine ablehnende Reaktion erfolgt, zieht er sein Angebot sofort zurück.

Das Angebot bleibt damit lange „getarnt": Der Klient sagt dann erstmal Sätze wie:

- Ich habe heute gemerkt, dass ich sehr gerne zu Ihnen komme.
- Ich fühle mich bei Ihnen immer sehr wohl.
- Sie verstehen mich viel besser als alle Frauen, mit denen ich bisher zu tun hatte.
- Wenn ich von Ihnen weggehe, fühle ich mich immer fröhlich und beschwingt.

Oder:

- Heute Nacht habe ich von Ihnen geträumt.
- Ich saß gestern im Cafe und habe an Sie gedacht.

Alle Aussagen haben zwei Charakteristika:

- Man *kann* sie noch als ein therapeutisches Kompliment auffassen: „Die Therapie bei Ihnen tut mir gut."
- Man *kann* sie aber auch schon als persönliches Kompliment auffassen: „*Sie* tun mir gut."

Diese Doppeldeutigkeit ist natürlich beabsichtigt: Der erste Vorstoß des Klienten ist getarnt, damit sich der Klient bei ablehnenden Signalen noch mühelos zurückziehen kann.

Für den Therapeuten müssen solche Aussagen aber immer *Alarmsignale* sein: Da sie ein Angebot einleiten können, sollten Therapeuten in solchen Fällen *immer* klären, ob sie das tun; denn wenn sie das tun, *muss der Therapeut dies unbedingt klären*.

> Denn hat der Klient eine andere Beziehungsintention als eine therapeutische, dann sollte diese in jedem Fall geklärt und ausgeräumt werden, denn sonst macht der Klient aus der Therapie eine Werbe-Veranstaltung für sich selbst und die Therapie wird vollständig wirkungslos. Daher gilt: Therapeuten müssen mögliche Beziehungsangebote auf alle Fälle klären und ausräumen, sonst sabotieren sie ihre eigene Therapie.

5.3 Prinzipien

Wir möchten hier zunächst für die schwierige Interaktionssituation „Beziehungsangebot" einige Regeln aufstellen, an die sich ein Therapeut halten sollte:

- Ein Therapeut sollte sich darüber klar sein, dass er, sobald er beginnt, ein Beziehungsangebot zu klären, er sich nicht mehr in einer normalen Therapiesituation befindet, sondern auf *einer Metaebene: Er klärt nun ab, unter welchen Bedingungen die Therapie fortgesetzt werden kann*. Erst wenn sich der Klient zur Fortsetzung der Therapie entscheidet, ist die Meta-Ebenen-Situation wieder verlassen.
- Ein Therapeut sollte mögliche Beziehungsangebote auf keinen Fall ignorieren („dem Drachen ins Auge schauen“): Vielmehr muss er immer dann, wenn Indikatoren erkennbar werden, klären,
  - ob auf Seiten des Klienten andere als therapeutische Beziehungsintentionen bestehen und
  - welche das sind.
- Der Therapeut sollte auch klären, *was* der Klient vom Therapeuten möchte, denn dies muss er wissen, um dazu Stellung nehmen zu können. Denn es gilt: *Ich kann als Therapeut nur dann Stellung nehmen, wenn ich weiß, wozu.*
- Es genügt aber, *prinzipiell* zu wissen, was der Klient möchte, ein Therapeut muss es natürlich nicht im Detail wissen. Er sollte aber wissen, ob das Beziehungsangebot
  - ein Freundschaftsangebot oder
  - ein Liebesangebot ist.

  Denn die Stellungnahmen zu beiden Angeboten unterscheiden sich.
- Da der Klient das Angebot aber nicht von sich aus deutlich machen wird, muss der Therapeut dem Klienten *aktiv dabei helfen*, klar zu machen, worum es geht: Der Therapeut muss also auch hier *klären*, was der Klient möchte und er muss *auch hier den Klärungsprozess aktiv steuern*.
- Da die Klärung dem Klienten hochgradig peinlich ist, muss der Therapeut den Prozess *so weit wie möglich „entpeinlichen“*.
- Der Therapeut muss deutlich machen, dass er findet, dass es ok ist, wenn der Klient ein solches Angebot macht, dass der Therapeut dies nicht schlimm oder peinlich findet und dass dem Klienten auch keinerlei unangenehme Konsequenzen drohen (dabei sollte dem Therapeuten dieses Angebot auch wirklich nicht unangenehm oder peinlich sein, dies sollte ein Therapeut in seiner eigenen Selbsterfahrung prüfen).
- Der Therapeut sollte das Angebot so schnell wie möglich klären, um die für den Klienten peinliche Situation so schnell wie möglich zu beenden und so schnell wie möglich Stellung nehmen zu können.
- „So schnell wie möglich“ heißt aber auch, dass der Therapeut den Klärungsprozess so vorsichtig wie nötig gestaltet: Geht der Therapeut *zu schnell* vor, kann der Klient zurückschrecken und dann „dicht machen“, womit gar nichts gewonnen ist.
- Ein Therapeut sollte das Beziehungsangebot dann deutlich und eindeutig ablehnen.
- Deutlich bedeutet, dass der Therapeut sich nicht hinter Eheringen („Ich bin verheiratet.“) oder hinter der Therapie („Als Therapeut darf ich keine Beziehung zu Ihnen eingehen.“) versteckt: Denn alle diese Aspekte müssen den Klienten nicht überzeugen und lassen sich diskutieren („Ihre Frau braucht das ja nicht zu wissen.“, „Dann beenden wir die Therapie und beginnen eine Beziehung.“ etc.).
- Die einzige Botschaft, die nicht diskutierbar ist, ist: „Ich bin nicht in Sie verliebt.“ und „Ich werde mich auch nicht in Sie verlieben.“ Dies ist einer der Augenblicke, in denen nur die Wahrheit funktioniert.

- Eindeutig bedeutet, dass der Therapeut klar machen sollte, dass er das Angebot des Klienten auf keinen Fall annehmen wird: Jetzt nicht und auch in Zukunft nicht. Ein Therapeut sollte hier also ein „Nein“ signalisieren und auf keinen Fall ein „Jein“. Denn der Klient muss wissen, dass er sich keine Hoffnung zu machen braucht, ansonsten wird die Therapie massiv beeinträchtigt.
- Der Klient bekommt auf jeden Fall eine Ablehnung vom Therapeuten: Dem Therapeuten muss klar sein, *dass er das auf keinen Fall vermeiden kann*: Je klarer *und* je freundlicher die Ablehnung jedoch ist, desto besser ist es.
- Der Klient muss die Ablehnung auch verkraften: Es kann sein, dass er dazu Zeit braucht und die sollte der Therapeut ihm gönnen. Daher kann es sein,
  - dass der Klient nun die Stunde nicht fortsetzen kann,
  - dass er therapeutisch eine „Auszeit“ braucht.

  Das alles ist ok und der Therapeut sollte das akzeptieren.
- Der Klient sollte sich dann aber explizit dazu entscheiden, ob er die Therapie mit dem Therapeuten fortsetzen will. Und der Therapeut sollte dann auch explizit markieren, dass man dann wieder in die „normale“ Therapie zurückkehrt. Damit verlassen Therapeut und Klient die Situation der Meta-Ebene wieder.

5.4 Phasen

Die schwierige Interaktionssituation „Beziehungsangebot“ kann man in 4 Phasen einteilen:

1. Alarm
2. Klärung
3. Stellungnahme
4. Entscheidung

5.4.1 Alarm

Die Meta-Situation beginnt damit, dass dem Therapeuten Indikatoren auffallen, die auf ein mögliches Beziehungsangebot des Klienten an den Therapeuten hinweisen können: Dem Therapeuten sollte dies *auffallen* und er sollte sich dann *explizit entscheiden*, nun eine Klärung einzuleiten.

5.4.2 Klärung

Hier sollte der Therapeut aktiv klären, ob der Klient dem Therapeuten ein Beziehungsangebot machen möchte und er sollte klären, um welches es sich handelt.

Der Klärungsprozess ist recht schwierig, denn der Therapeut muss gleichzeitig zwei Aspekte berücksichtigen, die sich im Grunde widersprechen:

- Er muss einerseits den Prozess aktiv steuern und vorantreiben, *er* muss dafür sorgen, dass das Angebot Schritt für Schritt deutlicher wird; und er sollte die Klärung so schnell wie möglich vorantreiben, um die Situation für den Klienten möglichst schnell zu „entpeinlichen“.

- Er muss aber andererseits vorsichtig sein: Denn geht er zu schnell vor, dann kann das den Klienten verprellen und der Klient kann „dicht machen“; von daher kann der Prozess nur Schritt für Schritt, und zwar in kleinen Schritten, vorangetrieben werden.

5.4.3 Stellungnahme

Ist explizit deutlich, um welche Art von Beziehungsangebot es sich handelt, dann sollte der Therapeut Stellung nehmen.

5.4.4 Entscheidung

Hat der Therapeut eindeutig Stellung genommen, dann muss der Klient entscheiden, ob er die Therapie mit dem Therapeuten fortsetzen will und wenn ja, wann.

5.5 Illustration eines therapeutischen Umgangs mit Beziehungsangeboten an einem Transkript

Der Klient ist ein junger Mann, 23 Jahre, der wegen „Beziehungsproblemen“ in die Therapie kommt. Die Klärung relevanter Schemata ist recht schnell möglich, der Therapeut geht schnell ins Ein-Personen-Rollenspiel und vereinbart mit dem Klienten erste Übungen.

Das Transkript stammt aus dem Anfang der 16. Stunde; die Therapeutin ist eine Ausbildungskandidatin des Instituts für Psychologische Psychotherapie.

5.5.1 Das Transkript

Th1: Guten Tag Herr Maier, woran möchten Sie heute arbeiten?
Kl1: Ich bemerke in letzter Zeit, dass ich nicht wirklich weiter komme. Mir geht es schlechter und die Ängste vor Ablehnung sind eher gewachsen.
Th2: Sie haben das Gefühl, dass sich dadurch etwas verschlechtert hat.
Kl2: Ja genau.
Th3: In welchen Situationen passiert das?
Kl3: Wenn ich Leute anspreche – das war ja auch eine Übung, die ich machen sollte – das ist mir nicht gelungen. Die ersten paar Stunden hatte sich das gebessert, aber jetzt steigt die Angst wieder an. Ich fühle mich unsicher, habe Angst abgewertet zu werden, will nichts falsch machen.
Th4: Also auch hier hat sich etwas verändert. Und hat sich das Gefühl der Angst verstärkt?
Kl4: Ja, in den letzten Stunden.
Th5: In den letzten Stunden. Mögen Sie da mal genauer hinschauen, ist das in Ordnung?
Kl5: Ja, können wir gerne machen.
Th6: Was hat sich denn konkret verändert? Schauen Sie mal.

Kl6: Ich merke, dass ich unsicher und unruhig werde. Habe Angst, etwas falsch zu machen und abgelehnt zu werden. Ich fühle mich einfach unsicher.
Th7: Abgelehnt zu werden – spielt das eine große Rolle?
Kl7: Ja.
Th8: Auch von mir abgelehnt zu werden?
Kl8: Ja, auch von Ihnen.
Th9: Sie haben Sorge, von mir auch als Person abgewertet zu werden?
Kl9: Ja."
Th10: Was hat sich denn da verändert?
Kl10: Kann ich schlecht sagen, was sich da in letzter Zeit verändert hat. Im Prinzip verstehen Sie mich ganz gut – das weiß ich. Ich merke auch, dass mir die Stunden hier mit Ihnen sehr gut tun. Da ist die Angst hochgekommen, was ist, wenn ich etwas falsch mache. Werde ich dann abgelehnt? Was ist, wenn die Therapie irgendwann endet?
Th11: Sie haben Sorge, dass ich als Person Sie ablehne und auch Sorge, mich hier zu verärgern in Zukunft.
Kl11: Das ist auf jeden Fall die große Angst.
Th12: Also große Angst, mich zu verlieren.
Kl12: Ja. Sie verstehen mich so gut und ich kann mir kaum vorstellen, dass eine Frau mich draußen so gut versteht. Da habe ich auch große Angst, Ablehnung zu erfahren.
Th13: Sorge und Angst, dass ich als Frau Sie ablehne.
Kl13: Ja.
Th14: Das bedeutet, dass sich auch etwas hier in den Stunden verändert hat.
Kl14: In den letzten drei vier Stunden merke ich, dass ich unruhiger werde und die Ängste größer geworden sind.
Th15: Die Ängste haben sich verstärkt. Sie haben gerade gesagt, dass ich als Person Ihnen da zu schaffen mache – dass ich Sie ablehnen könnte.
Kl15: Ja.
Th16: Ich habe das Gefühl, dass sich da auch etwas in der Wichtigkeit verändert hat. Ich bin Ihnen immer wichtiger geworden.
Kl16: Wo Sie das schon sagen. Ja, Sie sind immer wichtiger geworden. Wir kennen uns jetzt schon eine Weile und ich kann sagen, dass Sie mir viel wichtiger geworden sind. Und mir ist klarer geworden, wie wichtig Sie mir sind.
Th17: Ah, ok. Die Bedeutsamkeit der Beziehung zwischen uns hat sich verändert. Sie sagen, ich bin wichtiger geworden.
Kl17: Ich würde schon sagen, dass sich das da geändert hat.
Th18: Sie haben auch gesagt, dass Sie Angst haben mich zu verlieren.
Kl18: Ja. Gerade weil mir bewusst geworden ist, dass Sie mir in den letzten Stunden immer wichtiger geworden sind. Da habe ich natürlich auch Angst, etwas falsch zu machen und Sie in dem Moment zu verlieren. Weil Sie mir so wichtig geworden sind.
Th19: Korrigieren Sie mich, wenn mein Gefühl mich trügt, aber wünschen Sie sich auch eine andere Art von Beziehung?
Kurze Pause.
Kl19: Was meinen Sie konkret?
Th20: Sie haben gesagt, ich als Person bin Ihnen wichtig geworden. Ich habe das Gefühl, dass Sie sich mehr wünschen – zum Beispiel eine Paarbeziehung.

Kl20: Ich habe auf jeden Fall gemerkt, dass es nichts mit der Therapie als solches zu tun hat, sondern mit Ihnen als Mensch. Ja, das schon.
Th21: Also ist mein Gefühl da richtig, dass Sie sich eine Paarbeziehung wünschen?"
Kl21: Das fällt mir natürlich auch schwer, das zu sagen.
Th22: Das glaube ich. Aber das ist völlig ok.
Kl22: Ich weiß nicht, was dann so ist. Was bedeutet das? Auch aufgrund der Angst etwas zu verlieren, wo ich merke, dass ich das brauche. Aber wie Sie schon sagen, irgendetwas ist daran.
Th23: Wissen Sie, es ist mir ganz wichtig, etwas dazu zu sagen. Es ist mir ganz wichtig Ihnen zu sagen, dass ich nicht in Sie verliebt bin. Ich kenne mich da gut und es wird sich auch nicht verändern. Das bedeutet nicht, dass ich Sie abstoßend finde. Ich finde Sie sehr sympathisch, aber ich bin nicht verliebt. Und ich möchte keine andere, als eine therapeutische Beziehung zu Ihnen.
Kl23: Ah ok.
Th24: Im Gegenteil, ich finde Sie sehr sympathisch und ich kann mir sehr gut vorstellen, die Therapie mit Ihnen weiterzuführen und die therapeutische Beziehung zu halten.
Kl24: Ok, das ist natürlich jetzt auch ernüchternd.
Th25: Ja, wie ist das für Sie?
Kl25: Ich hatte natürlich die Hoffnung gehabt, dass es so wäre. Aber gut, es scheint jetzt nicht so zu sein.
Th26: Ja, ich weiß, es enttäuscht Sie. Aber es ist so, wie es ist. Wie möchten Sie damit umgehen?
Kl26: Ich denke, dass wird sich zeigen. Ich müsste auch gucken, was das jetzt bedeutet. Ich habe Sie nicht nur als Mensch, sondern auch als Therapeutin schätzen gelernt. Ich weiß jetzt gar nicht, wie man da mit der Therapie weiter verfahren könnte oder sollte.
Th27: Also von meiner Seite sehr gerne. Wir können die Therapie weiter verfolgen. Ich möchte Sie da aber auch ernst nehmen und Ihnen die Zeit geben, die Sie brauchen.
Kl27: Ja, dass ist mir wichtig.
Th28: Also schauen Sie doch mal, was Ihnen jetzt wichtig wäre.
Kl28: Ich denke, dass ich mir da klar werden muss, ob ich das persönlich kann. Ich weiß nicht, ob das für Sie in Ordnung wäre, wenn ich mir da noch ein wenig Bedenkzeit einräume und mich in ein oder zwei Sitzungen entscheide, ob ich das von der Gefühlswelt kann.
Th29: Machen Sie das doch. Wenn Sie mögen, würde ich Sie in zwei oder drei Stunden noch einmal ansprechen und wir schauen, wie es Ihnen da ergangen ist.
Kl29: Ja ok, das wäre mir wichtig.

5.5.2 Kommentar

Als Therapeut sollte man sich immer klar machen, dass ein Beziehungsangebot eines Klienten an eine Therapeutin auch für den Klienten eine schwierige Situation ist: Der Klient, der verliebt ist, möchte das Angebot an die Therapeutin „loswerden", hat aber andererseits auch Angst davor, weil er natürlich weiß, dass er damit den therapeutischen Rahmen verlässt und befürchtet, dass das für die Beziehung zur Therapeutin negative Konsequenzen haben kann.

Besonders problematisch ist das für einen selbstunsicheren Klienten: Solche Klienten neigen stark dazu, die empathische und akzeptierende Atmosphäre in der Therapie als positive, *persönliche* Botschaft aufzufassen, die sie stark vermissen und auf die sie deshalb besonders stark reagieren; sie neigen daher besonders stark dazu, sich in ihre Therapeutinnen zu verlieben und haben damit eine starke Tendenz, dies der Therapeutin auch mitzuteilen. Dafür spricht aus ihrer Sicht auch, dass die Therapeutin sich allgemein sehr verständnisvoll verhält. Andererseits ist es aber gerade ja das Problem dieser Klienten, Angst vor Ablehnung zu haben, und deshalb sind diese Klienten auch dieser Situation gegenüber besonders ängstlich.

Dies bedeutet aber, dass selbstunsichere Klienten, die sich in ihre Therapeutin verlieben, besonders stark ambivalent sind, und dies bedeutet,

- dass der Klient möglichst schnell die Botschaft „loswerden“ sollte, da sie ihn ansonsten stark belastet und auch in seiner therapeutischen Arbeit blockiert,
- dass der Klient sich aber nicht traut und dass der Therapeut deshalb
  - dem Klienten Raum geben muss, dem Therapeuten die Informationen, die er sich zu geben traut, auch zu geben, damit ein Therapeut überhaupt bemerken kann, dass „etwas im Busch ist“;
  - den Klienten darin aktiv unterstützen muss, dem Therapeuten die relevante Botschaft Stück für Stück tatsächlich zu geben.

„Raum geben“ bedeutet, dass ein Therapeut Phasen geringer Steuerung einfügen muss, in denen die Klienten Gelegenheit haben, das anzusprechen, was ihnen aktuell wichtig ist – nur dann kann der Klient dem Therapeuten überhaupt solche Botschaften senden: „Knüppelt“ der Therapeut ein Programm durch, wird sich der Klient niemals mit solchen Botschaften „gegen den Therapeuten durchsetzen“.

„Aktiv unterstützen“ bedeutet, dass ein Therapeut versucht, das, was ein Klient meint, aber sich noch nicht offen zu sagen traut, vorsichtig, Schritt für Schritt expliziert und damit dem Klienten, immer hochgradig akzeptierend, ermöglicht, dem Therapeuten „die nächste Stufe der brisanten Information“ mitzuteilen.

Th1/Kl1: Noch weiß die Therapeutin nicht, was der Klient beabsichtigt: Sein Zustand hat sich „irgendwie“ verschlechtert. Dies ist jedoch ein Signal, nun auf den Klienten einzugehen und zu klären, worum es dem Klienten geht.

Th3: Die Therapeutin verbalisiert deshalb und steuert wenig: Sie lässt dem Klienten Raum. Sie regt allerdings aktiv eine Klärung an: Worum geht es dem Klienten?

Kl3: Der Klient berichtet von zunehmenden Ängsten: Unklar bleibt, wodurch die Ängste zunehmen.

Th4: Die Therapeutin klärt, ob aus Sicht des Klienten die Therapie dafür verantwortlich ist: Diese Frage ist bei Verschlechterungen immer sehr relevant.

Th5: Da der Klient dies bestätigt, will die Therapeutin klären, welche Aspekte der Therapie verantwortlich sind. Bis hierhin weiß die Therapeutin noch nicht, worum es dem Klienten geht: Sie versucht nur, ein Anliegen des Klienten zu klären.

Kl6: Dem Klienten geht es aktuell um Angst vor Ablehnung.

Th8: Hier macht die Therapeutin die erste, wesentliche Explizierung: Der Klient hat zwar nicht explizit gesagt, dass es um die Therapeutin geht, dies ist jedoch nach seiner Aussage in Kl6 durchaus möglich: Und da es möglich ist, möchte die Therapeutin hier klären, ob es zutrifft. Falls nein, kann sie die Hypothese schnell und ohne Probleme verwerfen – falls ja, kann sie von nun an gezielt der Spur in Richtung Beziehungsangebot folgen: Es ist wichtig, dass der Therapeut hier „die richtigen Weichen" stellt, denn der Klient wird es nicht oder nur extrem verzögert tun.

Kl8: Nun ist klar, dass es um ein Beziehungsangebot geht – geklärt werden muss aber noch, um was für eins.

Th9: Hier geht die Therapeutin explizierend in kleinen Schritten weiter, „tastet sich an den heißen Bereich heran": Sie vermittelt dabei ein hohes Maß an Akzeptierung und macht deutlich, dass die Inhalte, die sie expliziert, völlig ok sind.

Th10: Die Therapeutin klärt nun eine weitere wesentliche Frage: Sie wechselt damit Verbalisierungen, Explizierungen und Fragen ab, um den Prozess vorsichtig weiterzusteuern.

Kl10: Der Klient macht deutlich, dass ihm viel an der Beziehung zur Person der Therapeutin liegt.

Th11: Die Therapeutin macht deutlich, dass es dem Klienten nicht um seine Rolle als Klient geht.

Th12: Dies ist die zweite wesentliche Explizierung der Therapeutin: Es geht nicht um sie als Therapeutin, sondern um sie als Person. Damit wird explizit, dass der Klient ihr ein Beziehungsangebot macht, das über eine therapeutische Beziehung hinausgeht.

Kl12: Der Klient macht hier deutlich, dass es um die Therapeutin „als Frau" geht.

Th13: Das greift die Therapeutin auf.

Th15: Die Therapeutin tastet sich langsam vor: „Ich bin Ihnen immer wichtiger geworden." Hier sollte ein Therapeut kein hohes Tempo vorlegen, jedoch in der Explizierung „straight" bleiben, wobei allerdings „Pausen" oder Redundanzen nicht problematisch sind.

Kl15: Expliziert ein Therapeut wesentliche Aspekte, die ein Klient meint, sich aber nicht zu sagen traut, dann reagiert der Klient sehr oft erleichtert und traut sich dann, mehr von seinem Anliegen preiszugeben, wie der Klient hier.

Th16: Die Therapeutin verbalisiert hier. Sie senkt damit das Tempo: Der Klient hat einen Schritt gemacht, er muss nun nicht sofort den nächsten machen.

Th18: Nun macht die Therapeutin die dritte relevante Explizierung: Sie macht deutlich, dass der Klient eine andere als eine therapeutische Beziehung möchte.

Kl18: Die Frage des Klienten zeigt, dass er nun vorsichtig ist.

Th19: Daraufhin macht die Therapeutin noch mal deutlich, was sie wahrnimmt – stark widerspruchsermöglichend.

Kl19: Woraufhin der Klient ihr, wenn auch zögerlich, folgt.

Th20: Die Therapeutin macht dann noch etwas klarer, worum es geht (Schritt für Schritt wird klar, was der Klient möchte – und die Therapeutin macht es aktiv deutlich).

Kl20: Hier macht der Klient seine Ambivalenz deutlich: Auch das ist ein großer Schritt der Selbstöffnung.

Th21: Daraufhin macht die Therapeutin die letzte relevante Explizierung: Damit ist der Prozess der Klärung abgeschlossen: Mehr muss die Therapeutin nun nicht über das Beziehungsangebot wissen. Sie kann nun Stellung nehmen, falls der Klient die Explizierung akzeptiert.

Kl21: Was er tut und was nach einem solchen Vorgehen auch mit hoher Wahrscheinlichkeit zu erwarten ist.

Th22: Die Therapeutin nimmt nun Stellung: Sie beginnt ihre Stellungnahme mit einer positiven Botschaft an den Klienten, um dann deutlich zu machen, dass sie nicht in den Klienten verliebt ist. Sie macht aber sehr deutlich, dass sie gerne eine Therapie mit dem Klienten fortsetzen würde.

Kl22-Th24: Die Therapeutin klärt nun, was dies für den Klienten bedeutet und wie der Klient in der Therapie damit umgehen will.

Kl24: Der Klient muss das erst für sich klären.

Th25/26: Und die Therapeutin akzeptiert dies.

6 Ein-Personen-Rollenspiel: Erstes Beispiel

6.1 Der Fall

Die Klientin ist eine 28-jährige Frau, die in die Therapie kommt, weil sie keinen Partner findet. Die Schemata lassen sich relativ leicht klären und nun entscheidet sich der Therapeut, ins Ein-Personen-Rollenspiel zu gehen; es ist der Anfang der 23. Stunde.

6.2 Das Transkript

Th1: Ja, Frau X, wir hatten ja mal in der letzten Stunde darüber geredet, was so Ihre Grundannahmen sind und sind da auf so eine Überzeugung gestoßen, dass Sie sagen, ich bin nicht attraktiv. Ich würde gerne da noch mal einsteigen, ein bisschen mit Ihnen zu klären, was genau Sie damit meinen. Also können Sie mal sagen, was Sie damit verbinden? Das ist ja so eine Annahme, bei der wir gesehen haben, dass sie Sie schon lange in ihrer Biographie begleitet, aber ich würde gerne noch ein bisschen tiefer verstehen, was heißt das eigentlich. Inwiefern sind Sie nicht attraktiv? Was bedeutet das eigentlich?
Kl1: Also, so im Prinzip dieses Klassische wie die graue Maus, aber so im Sinne von bieder, langweilig. Total langweilig im Sinne von konservativ und so richtig angestaubt wie ein Sofa von unten, so richtig wäh, so richtig Mama-Generation, so wie eine alte Frau eigentlich.
Th2: Sie haben also so eine Annahme von, mit dem, was ich bin und was ich habe, habe ich anderen nichts zu bieten, die können sich eigentlich nicht für mich interessieren.
Kl2: Was heißt nichts zu bieten? Die wollen nichts mit mir zu tun haben. Es widert mich ja auch selber an.
Th3: Ah ja, dass sie eigentlich denken, es ist nicht nur nicht anziehend, sondern es ist abstoßend.
Kl3: Ja.
Th4: Ok. Ich würde gerne heute mal mit Ihnen was Neues machen: Ich würde Sie mal bitten, auf diesen Stuhl, den ich dort hingestellt habe, zu wechseln.
(Klientin wechselt auf Therapeuten-Stuhl)
Th4/Sup: Und ich würde Sie bitten, sich einmal vorzustellen, dass Sie jetzt auf diesem Stuhl, auf dieser Position, Ihre eigene Therapeutin sind. Ich weiß, das ist schwierig, aber es ist auch wichtig, dass Sie mal versuchen, ganz anderer Meinung zu sein als Ihre

Klientin, dass Sie mal versuchen sich von den Ansichten und Annahmen, die Ihre Klientin da vertritt, ein bisschen zu distanzieren. Also mal versuchen, aus dem System herauszutreten. Auch das ist schwierig. Das wird Ihnen sicher, je öfter wir das machen, besser gelingen, am Anfang ist es schwierig, das ist auch klar, das ist auch völlig in Ordnung.

Aber versuchen Sie es einfach mal. Versuchen Sie sich mal vorzustellen, da sitzt Ihre Klientin, die diese Annahme hat, ich bin nicht attraktiv, ich bin angestaubt, ich bin langweilig, eigentlich stoße ich andere ab. Und versuchen Sie mal ein bisschen rauszutreten und zu denken, Sie sind ganz anderer Meinung als die Klientin und Sie möchten im Prinzip auch als Therapeutin die Klientin davon abbringen. Das heißt, wir beide, ich als ihr Supervisor und Sie als Therapeutin, versuchen mal was zu finden, womit wir die Klientin von dieser Annahme wegbringen können.

Was das sein wird, wissen wir noch nicht, das wird sich zeigen und wir wissen auch noch nicht, was sie überzeugen wird, wir probieren einfach mal was aus.

Was denken Sie, was könnten Sie ihr sagen? Sie sind ganz anderer Meinung und Sie möchten, dass die aufhört, sich für verstaubt, langweilig und abstoßend zu halten. Was könnten Sie ihr sagen?

Kl/Th4: Ja, also, dass sie es nicht besser macht, wenn sie sich da in ihrem Saft dreht.

Th/Sup5: Das haben wir ja schon gesehen, dass sie immer wieder davon ausgeht, sich immer wieder so verhält und dass ihr das eigentlich nichts nützt. Aber die Frage ist ja, wenn es ihr nichts nützt, wie kommt sie raus.

Kl/Th5: Das ist die große Frage.

Th/Sup6: Ich finde gut, dass Sie als Therapeutin schon sehen, die muss aufhören damit, das ist total wichtig. Aber jetzt müssen wir sie dazu bringen, dass sie damit aufhört. Sie muss ja nicht nur die Erkenntnis haben, dass es gut wäre, damit aufzuhören, sondern sie muss auch eine Vorstellung davon haben, wie sie das tun kann.

Kl/Th6: Außer „Jammer nicht rum!“ fällt mir jetzt echt nichts ein.

Th/Sup7: Ja, ich würde Ihnen vorschlagen, gucken wir mal, was die Attraktivität eigentlich heißt. Das heißt eigentlich, was verstehen Sie als Therapeutin, was sie mit Attraktivität meint. Sie sagt, sie ist langweilig, sie ist abstoßend. Verstehen Sie eigentlich warum? Was macht sie denn langweilig?

Kl/Th7: Ja zum Beispiel, dass sie nicht, sie geht nicht aus, sie hört andere Musik, also, sie passt da nicht ins Bild.

Th/Sup8: Sie ist anders als die anderen. Ok, sie sagt, weil ich anders bin als die anderen, bin ich was? Verkehrt?

Kl/Th8: Ja, ekelhaft sozusagen.

Th/Sup9: Ekelhaft sogar? Ok.

Kl/Th9: Na ja, das kommt noch einen Schritt weiter. Dann ist sie boah, abstoßend.

Th/Sup10: Woher weiß sie das? Woher weiß sie, dass sie abstoßend ist?

Kl/Th10: Sie fühlt es.

Th/Sup11: Wodurch?

Kl/Th11: Sie fühlt es. Also wenn sie darüber nachdenkt oder wenn sie in so Situationen ist, merkt sie das ja. Also immer wenn es um die Wurst geht, also wenn sie mitspielen will quasi.

Th/Sup12: Was passiert dann?

Kl/Th12: Dann geht ihr sofort auf, wie anmaßend das eigentlich ist.
Th/Sup13: Was?
Kl/Th13: Da mithalten zu wollen.
Th/Sup14: Das heißt, eigentlich hat sie die Vorstellung, mit dem was sie zu bieten hat, kann sie nicht mithalten.
Kl/Th14: Ja, aber richtig nicht. So richtig! Da schieße ich mich noch hinter die Startlinie ins Minus.
Th/Sup15: Wenn Sie mal als Therapeutin drauf gucken, was würden Sie denn sagen aus der Distanz? Ist das so? Ich meine, sie nimmt das so wahr, aber wenn sie es so wahrnimmt, heißt das ja nicht, dass es so ist. Sie kann sich ja auch im Prinzip bezüglich ihrer Einschätzung irren.
Kl/Th15: Also es ist ja schon so, dass sie, am schlimmsten ist halt die Schule, dass sie da seit Gymnasium oder so in der Hackordnung immer ziemlich hinten war.
Th/Sup16: Aber was würden Sie sagen als Therapeutin, warum war das so? Wirklich weil sie so ist, wie sie ist? Oder weil sie im Prinzip von vorneherein in die Situationen hineingeht und denkt „ich bin scheiße".
Kl/Th16: Das kann man ja gar nicht wissen.
Th/Sup17: Das ist doch mal ein schlaues Statement. Eigentlich kann man das nicht wissen. Aber wenn man das nicht wissen kann, was würde uns das lehren? Was können Sie ihr sagen?
Kl/Th17: Ja, dass sie es auch gar nicht weiß.
Th/Sup18: Dass sie es eigentlich gar nicht weiß. Eigentlich gibt sie uns oder eigentlich tut sie uns eine Serie von Spekulationen kund, tut aber so, als wären das alles bewiesene Tatsachen. Vielleicht wäre es ganz schlau, ihr das mal zu sagen. Dass wir ihr nicht glauben, dass das wirklich den Tatsachen entspricht und dass sie eigentlich schon ein paar mehr Beweise auffahren soll/muss.
Kl/Th18: Also wofür jetzt nochmal?
Th/Sup19: Dafür, dass sie scheiße ist, langweilig, die graue Maus, falsch ist, abstoßend ist, im Abseits ist.
Kl/Th19: Ja, aber das mit dem Abseits stimmt doch. Sie heult nicht mit den Wölfen.
Th/Sup20: Aber da könnte man doch sagen, „Heul doch mit den Wölfen!" Wenn das das Problem ist, wäre es doch leicht zu lösen.
Kl/Th20: Es ist aber noch mehr.
Th/Sup21: Ok. Was mehr?
Kl/Th21: Das Gefühl, dass es nichts nützt. Da setzt man sich mal auf den Arsch und macht was, und das macht es nur noch schlimmer.
Th/Sup22: Aber das heißt eigentlich, wenn wir sie richtig verstehen, sagt sie uns, ich kann überhaupt nichts tun, ich kann überhaupt nichts ändern, ich bin völlig ausgeliefert, ich habe nicht die geringste Chance. Das wollen Sie ihr glauben? Die Situation ist prinzipiell unlösbar?
Kl/Th22: Finde ich nicht.
Th/Sup23: Also da sind wir uns einig, hoffe ich, dass wir ihr das nicht abnehmen. Weil, wenn das so stimmen würde, wären alle Bemühungen, hier Therapie zu machen, sinnlos. Und davon würde ich erstmal nicht ausgehen. Versuchen wir ihr doch mal deutlich zu machen, dass das wohl so nicht sein kann.

Kl/Th23: Also sie war ja zum Beispiel nicht immer in der Hackordnung unten ihr Leben lang.
Th/Sup24: Ok, wann nicht?
Kl/Th24: Im Kindergarten.
Th/Sup25: Ok. Aber wenn das so ist, was heißt denn das? Was soll sie daraus lernen, wenn Sie ihr sagen, das stimmt gar nicht, du warst nicht immer da unten.
Kl/Th25: Zumindest ist es nicht angeboren.
Th/Sup26: Das bedeutet noch was?
Kl/Th26: Dass man es ändern kann.
Th/Sup27: Ja! Sehr schön! Und das möchte ich dann mal hören, dass Sie es ihr sagen.
Kl/Th27: Es ist jetzt erstmal egal, wie man es ändert?
Th/Sup28: Wir wissen noch nicht, wie man es ändert, aber wir wissen, dass sie es ändern kann. Aber wenn sie sich da hinsetzt und sagt, das ist alles unlösbar, ich bin völlig in einem desolaten Zustand und ich kann nichts machen und eigentlich lohnt es sich auch gar nicht dagegen anzugehen, dann muss man ihr sagen, das gibt es gar nicht.
Kl/Th28: Ok, also, du fühlst dich abstoßend und du glaubst bis ins Innerste, dass das so ist und bist völlig überzeugt und zwar so sehr, dass du es lieber gar nicht ausprobierst, was anderes zu machen, und für dich ist es ganz stark, dass das zusammenhängt mit, wo du in der Hackordnung bist in der Peer-group, und da siehst du dich halt ganz unten, und meinst, es liegt einfach daran, dass du scheiße bist. Also du hast quasi verdient, da unten zu sein. Aber irgendwie kann das nicht ganz stimmen, weil du warst ja nicht immer da, also bei der Gruppe vielleicht, aber früher war es anders. Und wenn du scheiße geboren worden wärst, wärst du auch damals scheiße gewesen. Also, das Aber springt mir ins Gesicht schon, aber ok.
Th29: Ok. (Therapeut macht eine Handbewegung zum Klienten-Stuhl und die Klientin wechselt auf die Klienten-Position) Sie sind jetzt wieder in der Klientinnenrolle und in der Klientinnenrolle würde ich Sie bitten, lassen Sie das mal auf sich wirken, was die Therapeutin gesagt hat, und gucken Sie mal erst, gibt es irgendwas, was Sie überzeugt. Gibt es irgendwas, wo Sie denken, dem kann ich zustimmen?
Kl29: Dass ich nicht immer langweilig war.
Th30: Das, würden Sie sagen, ist tatsächlich so. Und dann sagt Ihre Therapeutin noch, die Tatsache, dass das so war, dass Sie nicht immer unten in der Hackordnung waren, heißt, Sie sind nicht so geboren worden, sondern es hat sich entwickelt und wenn es sich so entwickelt hat, kann es sich auch wieder positiv entwickeln.
Kl30: Keine Chance!
Th31: Keine Chance. Was ist das „Aber“? Sie spüren ein „Aber“. Sagen Sie es mal.
Kl31: Ja toll, im Kindergarten, klasse! Da interessiert kein Schwein, was man für eine Hose an hat, ob man hübsch ist, ob irgendwas! Und da geht es halt noch nicht um Jungs und um Mädels, da spielen alle kreuz und quer.
Th32: Und jetzt denken Sie was? Sie sind nicht hübsch?
Kl32: Jetzt geht es darum, attraktiv zu sein, zum Beispiel. Jetzt geht es darum, auch in der Gruppe, sich durchzusetzen. Und jetzt muss man halt einfach viel mehr von sich preisgeben.
Th33: Und das, denken Sie, könnten Sie alles nicht.

Kl33: Ich denke, wegen dem, was ich von mir preisgebe, ich sowieso schon im Abseits gelandet bin.
Th34: Ja, also eigentlich denken Sie, dass es gefährlich ist, Dinge preiszugeben, weil Preisgeben heißt eigentlich, dass die anderen negative Dinge sehen. [Pat. beginnt zu weinen] Ok. Das ist was, was Sie ganz stark berührt, also denke ich, sollten wir in der Therapeutenrolle mal gucken.
(Therapeut macht eine Handbewegung auf den Therapeuten-Stuhl und die Klientin wechselt auf die Therapeuten-Position)
Th35/Sup: Also Sie sind ganz anderer Meinung als Ihre Klientin und Sie möchten gerne, dass Ihre Klientin wegkommt von dieser Idee, ich bin eigentlich defizitär und wenn ich die anderen in die Karten gucken lasse, sehen die eigentlich nur eine graue Maus. Das ist ja eigentlich eine sehr unangenehme und wir sehen auch eine sehr traurige Annahme. Deshalb wäre es ganz wichtig, wir würden irgendwas finden, was die Klientin wegbringt von dieser Annahme. Was könnten Sie ihr sagen?
Kl/Th35: Das Problem ist ja das anders sein, also das langweilig anders sein. Sie müsste ihren Stil ändern.
Th/Sup36: Ich habe eigentlich noch nicht verstanden und vielleicht können Sie mir das erklären, weil Sie die Klientin ja besser kennen: Was ist eigentlich das Schlimme am anders sein? Warum denkt sie, ist es so abstoßend?
Kl/Th36: Also es gibt ja dieses anders sein, wenn man als Punk rumspringt oder sich Drogen reinhaut und raucht und säuft, das ist cool. Das ist, ich bin anders, ich bin was Besonderes. Und dann gibt es diese graue Masse, ich bin das Sofakissen meiner Mutter. Also, ich geh nicht raus, ich gucke keine Filme, ich höre nicht die Musik, mache nur langweilige Sachen und gehe auch gar nicht raus, keine Partys und sowas. Das ist halt furchtbar angestaubt.
Th/Sup37: Ja, da ergeben sich natürlich zwei Fragen. Die eine Frage ist, ist das definitiv so, dass sie weiß, das kommt nicht gut an, oder vermutet sie das? Das ist die eine Frage. Und die zweite Frage, die sich ja sofort ergibt, wenn sie wirklich denkt, dass das ein uncooles Verhalten ist und es ein cooleres gibt, warum macht sie das dann nicht?
Kl/Th37: Ok, das erste war, ob sie es weiß oder ob sie es annimmt?
Th/Sup38: Ja.
Kl/Th38: Sie nimmt es an aus dem Feedback. Sie wird nicht eingeladen, oh Wunder, und wird halt wie der letzte Arsch behandelt, ausgegrenzt, steht alleine da, ausgenutzt, weil das lasse ich schon mit mir machen.
Th/Sup39: Die zweite Frage? Warum ändert sie es nicht? Wenn es denn so wäre, könnte sie auch sagen, wenn cool sein angesagt ist, bin ich von jetzt an cool. Warum genau tut sie es nicht?
Kl/Th39: Einmal ist es schon sowas, warum soll ich mich denn verstellen, scheiße nochmal und das andere ist ... [Th unterbricht]
Th/Sup40: Das heißt, da sagen Sie eigentlich, sie will sich nicht anpassen, selbst wenn das so hohe Kosten hat.
Kl/Th40: Warum sollte sie sich verstellen?
Th/Sup41: Ja gut, warum soll sie sich verstellen, ist eine andere Frage. Erstmal die Frage, warum.
Kl/Th41: Warum soll sie sich verstellen? Um dazuzugehören.

Th/Sup42: Ja, ja, aber warum tut sie es nicht?

Kl/Th42: Ja, tolle Frage, echt! Ich glaube, das hat nichts mit tun zu tun. Wenn man so ist, dann handelt man auch so, und wenn man nicht so ist, dann kann man auch nicht so handeln. Also das wäre alles nur Verstellen.

Th/Sup43: Das heißt, die Grundannahme unserer Klientin ist, wenn man so ist, dann kann man sich auch nicht ändern.

Kl/Th43: Ja! Ja, eigentlich, du bist so und darum handelst du so.

Th/Sup44: Ja gut, aber wenn das so wäre, was würden Sie als Therapeutin dazu sagen? Unsere Klientin sagt, ich bin so und ich sehe auch nicht ein, dass ich mich ändern soll. Wenn das so ist, was sagen Sie ihr?

Kl/Th44: Dann bleibst du aber alleine!

Th/Sup45: Ja! Das glaube ich auch. Weil, wenn dann die anderen Annahmen alle richtig sind, folgt dann logischerweise, dass sich an ihrem Zustand auch nichts ändert.

Kl/Th45: Ja, aber es ist dann scheiße. Sie fühlt sich schlecht und soll jetzt cool tun. Dann ist sie nicht mal sich selbst treu. Das ist ein Dilemma.

Th/Sup46: Ok. Gehen Sie mal rüber. (Klientin wechselt auf die Klienten-Position)

Th47: Das würde ich gerne in der Klientenrolle noch mal ein bisschen klären. Würden Sie als Klientin sagen, Ihre Therapeutin hat das gut verstanden? Dass Sie sagen, ich will mich auch gar nicht ändern, wenn ich mich ändern würde, dann würde ich mich eigentlich verstellen, das klingt so, als würden Sie sagen, dann würde ich meine Identität verraten.

Kl47: Ja.

Th48: Wieso?

Kl48: Weil ich das Gefühl habe, das es das einzige ist, was mir noch geblieben ist.

Th49: Aber eigentlich auch nur, weil Sie denken, Sie würden nichts gewinnen, was die Veränderung wieder lohnenswert machen würde. Also eigentlich gehen Sie die ganze Zeit davon aus, wenn Sie den Zustand verlassen, dann kriegen Sie nichts Neues und das Alte haben Sie auch nicht mehr. Also eigentlich hält Sie nur Ihr Pessimismus ab, dass Sie denken, ich bekomme nichts Neues, Wertvolles. Aber was hindert Sie eigentlich, sich auf neue Erfahrungen einzulassen?

Kl49: Die Angst, völlig auf der Schnauze zu landen.

Th50: Ja, was wäre die Angst? Was könnte passieren? Was könnte schlimmstenfalls passieren? Was ist Ihre Phantasie? Jetzt mal völlig unabhängig davon, ob es realistisch ist, gucken Sie mal, was Ihr Gefühl Ihnen sagt, was wäre das Schlimmste, das Sie denken, was passieren könnte?

Kl50: Dass die anderen sagen, guck mal, die versucht cool zu sein, guck mal die an, völlig schallendes Gelächter und das bis zum Abi jeden Tag. Alleine auf dem Schulhof stehen, alle lachen.

Th51: Vielleicht so die Idee, sich völlig zu blamieren und damit eigentlich noch viel stärker zum Außenseiter zu werden?

Kl51: Ja. Ich gehe auch fest davon aus, dass das die Reaktion ist. Also ich sag das jetzt nicht nur so, ich glaub das. Weil ich kenne die ja auch. Vielleicht werden einige auch real nicht lachen, aber … Kacke, da müsste ich mich ganz schön behaupten, um da wieder rauszukommen.

Th52: Wenn Sie mal wieder in die Therapeutenposition gehen. (Klientin wechselt auf die Therapeuten-Position)
Th/Sup53: Wenn Sie sich ein bisschen distanzieren und Sie sind völlig anderer Meinung als Ihre Klientin und eigentlich wollen Sie, dass die Klientin rausgeht, denn eigentlich sehen wir, dass sich die Klientin wirklich, wirklich sehr wenig zutraut, weil sie denkt, ich bin eigentlich defizitär und ich werde nicht gemocht und ich kann mich blamieren und ich kann mich nicht wehren. Also auf ganzer Front traut sich die Klientin wenig zu. Was würden Sie denn sagen? Sie kennen die Klientin als Therapeutin. Ist sie eigentlich so schwach?
Kl/Th53: Ne. Also es ist schon scheiße, wie die ganze Klasse zu ihr steht, aber erstmal ist es nicht die ganze Klasse, es gibt da 3000 Mitläufer, aber nur ein paar Zugpferde, und das Problem ist auch hausgemacht, sie hat sich den Stiefel ja auch anziehen lassen, sie heult nicht mit den Wölfen, aber sie wehrt sich auch nicht.
Th/Sup54: Aber was würden Sie sagen, könnte sie das? Sie sagt, ich bin defizitär, ich bin hilflos, ich kann mich nicht wehren, aber ich kann den Zustand auch nicht aushalten, also wenn ich in diese Lage käme, werde ich vernichtet, so klingt das ja. Eigentlich macht sie so ein Image auf uns gegenüber, ich bin hilflos, ich bin schwach, ich stehe mit dem Rücken an der Wand und noch einen Schritt weiter, dann bin ich am Abgrund. Wollen Sie ihr das wirklich alles so abnehmen?
Kl/Th54: Also, dass sie das glaubt, stimmt.
Th/Sup55: Ja, dass sie das glaubt, stimmt. Aber vielleicht haben wir eine Idee, wie wir sie rausbringen können aus dieser doch ziemlich ungünstigen Überzeugung.
Kl/Th55: Ich glaube, dass diese Art und auch diese Überzeugung und dieses „Ich spiel mal das Opfer" auch ein Teil der Unattraktivität ist. Also, dieser Jammerlappen zu sein, ist ja scheiße und das bremst sie nicht nur aus, sondern wer mag schon einen wehleidigen „Alle tun mir was, alle sind Böse-Quark".
Th/Sup56: Aber das heißt doch, was wir ihr sagen können, ist auch, dass eigentlich sozusagen diese ganze Annahme, ich bin schwach, ich bin hilflos, letztlich auch dazu führt, dass die anderen sie auch nicht attraktiv finden. Also es führt dazu, dass sie sich nicht wehrt, dass sie nicht rauskommt aus dem Quark, es führt aber auch zu einem großen Teil dazu, dass sie überhaupt in diesem Zustand ist, weil Sie sagen und das finde ich auch plausibel, wenn sie sich so outet, dann werden viele denken, naja, wollen wir was mit der zu tun haben. Aber das können Sie ihr ja klar machen. Wie kommt sie da raus? Was haben Sie für Ideen?
Kl/Th56: Du glaubst, dass du langweilig bist, angestaubt, weil du dich auch langweilig verhältst.
Th/Sup57: Ja, das habe ich auch gedacht.
Kl/Th57: Wenn du mal Zähne zeigen würdest, dann wärst du spannend.
Th/Sup58: Sagen Sie das mal Ihrer Klientin!
Kl/Th58: Du kannst Dich wehren und die Zähne zeigen! Dann würden Dich andere auch ernst nehmen. Dann wärst Du auch spannend.
Th/Sup59: Wenn Sie jetzt wieder Klientin sind. (Therapeut weist auf den Klienten-Stuhl und die Klientin wechselt auf die Klienten-Position).
Th60: Und hören, was ihre Therapeutin sagt, dann sagt sie ja, hör auf damit, hör auf rumzujammern, hör auf, dich als langweilig zu definieren, sondern hau mal auf die Ka-

cke, sage ich jetzt mal einfach so. Dann bist du nicht mehr hilflos, kannst dich wehren und wirst auch als viel attraktiver wahrgenommen als jemand, der Profil hat.
Kl60: Ja, würde ich gerne können. Würde ich gerne können.
Th61: Schön! Super! Spüren Sie das auch?
Kl61: Also mal eine Brücke anzünden hinter einem, würde mich schon reizen. Auf die Kacke hauen und die doofen Gesichter sehen.
Th62: Ja, und da gucken wir mal, was hindert Sie.
Kl62: Na ja, die Konsequenzen. Ich glaube nicht, das ist hier so ein Impuls und wenn ich dann erhobenen Hauptes rausrauschen würde, dann wäre es gut, aber ich muss ja jeden Tag sechs Stunden in den Klassenverband zurück oder in die Gruppe, und ich halte das nicht so lange durch.
Th63: Warum nicht?
Kl63: Ich kann nicht die ganze Zeit auf Krawall gebürstet sein. Das ist anstrengend natürlich, unglaublich anstrengend und ich empfinde sozusagen die anderen als Wand, die dann dicht macht und wo ich dann im Schweigen ersticke, das ist dann so, „Wenn du meinst, dann lassen wir dich …"
Th64: Aber was lässt Sie so schwach werden? Also warum denken Sie, Sie würden einknicken?
Kl64: Weil ich weiß, was die denken über mich.
Th65: Das habe ich nicht verstanden.
Kl65: Ja, weil ich dann sozusagen jeden Moment im Kopf haben würde, dass die schlecht über mich denken und dass die mich abwerten.
Th66: Aber warum wirkt das auf Sie? Weil Sie denken, das stimmt? Eigentlich wirkt das nur deshalb, weil Sie denken, die haben recht. Wenn Sie denken würden, die sind bescheuert, könnten Sie sagen: Fuck you.
Kl66: Ich weiß ja, dass die bescheuert sind. Das sind ja nicht gerade Freunde, die einem sowas einimpfen. Aber wenn eben alle um einen herum, wenn so ein massives Feedback kommt, dem kann ich mich nicht entziehen.
Th67: Also die haben dann sowas wie definitorische Macht, wenn die sagen, du bist scheiße, dann bist du scheiße.
Kl67: Auf jeden Fall können die dafür sorgen, dass ich mich scheiße fühle.
Th/Sup68: (Therapeut deutet auf den Therapeuten-Stuhl und die Klientin wechselt auf die Therapeuten-Position) Therapeutin, was wollen wir damit machen? Die Klientin sagt, an der Stelle habe ich einen Schwachpunkt. Wenn die denken, ich bin scheiße, dann bin ich scheiße. Solange sie den Schwachpunkt hat, wird sich nicht erhobenen Hauptes rausgehen.
Kl/Th68: Das ist schlecht.
Th/Sup69: Also müssen wir sie irgendwie dazu kriegen, anders damit umzugehen.
Kl/Th69: „Tun und gucken, was passiert" wäre das große Motto. Also es gibt ja auch anderes Feedback, sie hat ja zwischendurch mal die Zähne auseinandergekriegt und da ist jetzt nicht grade das Haus abgebrannt danach. Es war mehr so verblüfftes Schweigen. Und von der Alltagserfahrung her, sind die, die den Ton angeben, ja nicht die Nettesten, ganz im Gegenteil, das sind die …
Th/Sup70: … die Arschlöcher.
Kl/Th70: Ja, aber das sind zumindest die, die sich am besten durchsetzen.

Th/Sup71: Ich will ja überhaupt nicht sagen, dass sie einen leichten Stand hat. Das glaube ich, dass sie den nicht hat. Aber wir sehen ja trotzdem nur zwei Alternativen: Entweder sie knickt ein und lässt das weiterhin mit sich machen oder sie findet irgendeine andere Strategie, die sie durchhalten kann, es gibt keine dritte Alternative. Wenn Sie als Therapeutin sagen, ich möchte meiner Klientin sagen, wehr dich und hör auf, das Opfer zu spielen, dann gibt es nur die Alternative, wir müssen gucken, welche Strategie kann sie stattdessen machen, die sie durchhält. Und dann würde ich Sie noch mal bitten, ihr zu sagen, dass sie anfangen sollte, sich zu wehren und möglicherweise auch, dass sie mal eine Durststrecke überstehen muss, die auch heißt, die anderen finden das vielleicht nicht toll und geben ihr wirklich mal Feedback, negatives Feedback.
Kl/Th71: Also, pass mal auf. Du hast dich ja früher auch schon mal gewehrt und das ist nicht in der Katastrophe gemündet, ganz im Gegenteil, du hattest kurz deine Ruhe und wenn du darauf wartest, dass dich nichts mehr verletzt und dich nichts mehr berührt und du erst dann etwas tust, dann kannst du lange warten, das passiert nicht. Du musst aus dem Quark kommen und was tun und im Tun wird sich dann herausstellen, was passiert. Du musst auch nicht die ganze Zeit kontra geben, sondern du kannst ja einen Partisanenkampf machen, du kannst ja schnell zu schlagen und dann wieder harmlos tun, ist ja wurscht, dann beiß ab und zu zu und zieh dich wieder zurück und lass dir nichts anmerken. Du musst es nicht die ganze Zeit machen, aber werde ein bisschen unberechenbarer und mach es wie die Partisanen aus dem Hinterhalt, das ist egal.
Th72: (Therapeut weist auf den Klienten-Stuhl und die Klientin wechselt auf die Klienten-Position) Ja, Klientin, wie wirkt das auf Sie, wenn Ihre Therapeutin sagt „Wehr dich! Du kannst das! Es wird nicht einfach, aber du findest Strategien, die du nehmen kannst.“?
Kl72: Das ist so ein Balance-Ding. Das schwankt immer. Es gibt eine Seite, die sagt „lass es, lass es, lass es! ganz schrecklich!“ und die andere Seite, die sich grade so wie beim Auftauchen fühlt, endlich mal Luft.
Th73: Na ja, die Seite, die sagt „lass es!“, wird es sicher noch eine ganze Zeit lang geben, weil die kennen Sie ja nun aus den letzten zehn Jahren ziemlich gut.
Kl73: Interessanterweise ist die Seite, die jetzt sozusagen Aufwind kriegt dadurch, fühlt sich irgendwie überhaupt nicht hässlich.
Th74: Sondern?
Kl74: Wie aus dem Gefängnis ausgebrochen.
Th75: Ok, dann würde ich sagen, gehen Sie noch mal zurück. (Klientin wechselt auf die Therapeuten-Position)
Th/Sup76: Und heizen Sie Ihrer Klientin noch mal ein. Die muss motiviert sein, die muss sich dazu entschließen, was zu tun. Das heißt, eigentlich müssen Sie sie noch mehr dazu bringen zu sagen, ich will jetzt auch aus diesem Gefängnis ausbrechen. Sie müssen als Therapeutin überzeugender sein, damit Sie sie überhaupt überzeugen können. Ich würde sagen, Sie sagen ihr jetzt das Gleiche noch mal. Inhaltlich müssen Sie das gar nicht modifizieren. Was Sie verändern sollten ist, ihr stärker deutlich zu machen, wie wichtig das ist, stärker zu motivieren, sodass sie in so einen Zustand kommt, ich weiß es ist schwierig, aber scheißegal, ich will das jetzt. Ok? Versuchen Sie es mal. Sie ist immer noch skeptisch. Es gibt Pro und Kontra und wir müssen einfach die Pro-Seite viel stärker hervorheben.

Kl/Th76: Ok, dass du dich scheiße fühlst, das wird sich im Zweifelsfall nicht ändern, und dann hast du auch nichts verloren. Und die andere Seite, die jetzt hochkommt, da hast du selber reingespürt, das ist wie ein Befreiungsschlag, da fühlst du dich auch nicht angestaubt, sondern eher wie ein Wirbelwind, und guck mal, in dem Moment hast du auch Kraft gefühlt und ich glaube, du könntest echt eine gute Partisanenkämpferin werden, weil ... [Th unterbricht]
Th/Sup77: Ja, ich glaube, es ist noch ein Aspekt, den sollten Sie ihr noch mal klarmachen, dass Sie ja als Therapeutin, wenn ich das richtig verstanden habe, eigentlich davon ausgehen, dass je mehr sie sozusagen nach dem Prinzip der Stärke handelt, desto stärker wird sie sich auch fühlen. Das ist ja, glaube ich, ein ganz wichtiger Punkt. Weil die andere Seite von ihr sagt ja immer, je stärker du handelst, desto mieser wirst du dich fühlen. Eigentlich sagen Sie ihr jetzt, je stärker du handelst, desto stärker wirst du dich auch fühlen. Sagen Sie ihr das noch mal.
Kl/Th77: Je stärker du handelst, desto stärker wirst du dich auch fühlen. Wenn du einmal angefangen hast, der erste Schritt ist der schwierigste. Danach kannst du auf der Welle reiten und kannst den Schwung nutzen. Dann kannst du auch ein paar Atempausen einlegen, selbst wenn Feuer zurückkommt, du kannst ja feuern und dann hast du wieder ein bisschen Zeit. Du kannst auf der Welle reiten.
Th/Sup78: Wechseln Sie mal. (Klientin wechselt auf die Klienten-Position)
Th79: Ja, genau! Schauen Sie mal als Klientin, wie das auf Sie wirkt.
Kl79: Man bekommt Lust, es auszuprobieren. Es ist zumindest, also, so würde ich mich lieber sehen, viel lieber. Also, ich glaube, wenn ich so handeln würde, würde ich auch anders über mich denken.
Th80: Ganz klar, das glaube ich auch. Sie würden ja auch andere Fakten schaffen. Sie würden den Fakt schaffen, dass Sie eine Kämpferin sind. Und wenn dieser Fakt existiert, dann existiert er. Ich glaube, dann kommen Sie auch nicht mehr mit Ihrem Schema dazwischen zu sagen, das stimmt nicht, weil dann stimmt es nämlich.
Kl80: Aber da komme ich ja nur dran, wenn ich es tue. Also ich kann mir vorstellen, beim ersten Mal habe ich auf jeden Fall noch das Überraschungsmoment auf meiner Seite.
Th81: Ja, aber es spricht ganz viel dafür, dass wir mal gucken, wie können Sie es in die Tat umsetzen.
Kl81: Ja, wie kann ich an dem Entschluss jetzt festhalten, wie kann ich den rüberretten in die Situation, dass es sich dann so anfühlt, wie es sich jetzt anfühlt, dass ich nicht zusammenklappe.
Th82: Und ich glaube, was Sie gesagt haben, das würde ich noch mal gerne deutlich machen, der erste Schritt ist am schwersten. Ich glaube, wenn Sie die ersten Schritte gemacht haben, wird es schon anfangen, sich besser anzufühlen. Ich glaube, es ist ganz wichtig, dass wir gucken, wie können Sie die erste Barriere überwinden, die ersten Schritte wirklich machen, sich wirklich zu trauen, in die Handlung zu kommen. Weil man kann davon ausgehen, dass es dann einfacher wird. Aber die erste Hürde ist, wie Sie sagen, die schwierigste, das glaube ich auch.

6.3 Kommentar

Kl1: Die Klientin weist eine für selbstunsichere Klienten typische negative Attraktivitätsannahme auf, die sich recht gut für eine Bearbeitung im EPR eignet.

Th/Sup4: Der Therapeut gibt hier eine recht lange Instruktion, da er davon ausgeht, dass es der Klientin wahrscheinlich schwer fällt, sich von ihrer Annahme zu distanzieren.

Th/Sup6: Der Therapeut macht ein motivierendes Statement.

Th/Sup7: Der Therapeut arbeitet dann aber mit der Implikationsstruktur des Begriffs „Attraktivität“, da er davon ausgeht, dass die Klientin mit diesem Begriff unangemessene Bedeutungen verbindet.

Kl/Th7-Kl/Th14: Deutlich wird, dass die Klientin sehr stark übertrieben negative Attraktivitätsannahmen hat: Ob der stark affektive Anteil jedoch ein Schema-Aspekt ist oder ob er durch eine (sekundäre) Hochschaukelung zustande kommt, ist noch unklar. Daher ist es angemessen, dass der Therapeut zunächst einmal kognitiv weiterarbeitet.

Th/Sup15: Der Therapeut fordert die Klientin noch einmal auf, die Perspektive zu wechseln und sich zu distanzieren. Dies ist unserer Erfahrung nach für selbstunsichere Klienten meist in den ersten EPR-Durchgängen recht schwierig.

Kl/Th15: Was sich auch sofort zeigt.

Th/Sup16: Sodass der Therapeut die Instruktion erneut geben muss.

Kl/Th16: Dann gelingt es der Klientin aber, die Therapeuten-Rolle einzunehmen.

Kl/Th18-19: Jedoch nicht ohne Probleme.

Kl/Th20: Die Klientin „rutscht“ schnell wieder in die Klienten-Rolle: Genau damit sollte ein Therapeut aber rechnen und die Klientin immer wieder in die Therapeuten-Rolle zurückholen.

Th/Sup23: Der Therapeut versucht stark, eine Allianz zwischen dem Therapeuten-Supervisor und der Klient-Therapeutin aufzubauen, um die Klient-Therapeutin dazu zu motivieren, in die Therapeuten-Rolle zu gehen.

Kl/Th23: Woraufhin die Klientin dann auch in die Therapeuten-Rolle geht.

Kl/Th28: Als erster Ansatz von Gegenargumenten ist es ok, was der Therapeut sagt: Es ist ja wichtig, dass die Klientin langsam in die Therapeuten-Rolle kommt.

Kl31-33: Deutlich wird, dass es nicht einfach zu klären ist, *was genau* die Klientin über sich an Negativem denkt: Was genau ist an ihr nicht in Ordnung?

Th34: Im EPR macht ein Therapeut keine Trauerarbeit, sondern will die Gründe, die einen Klienten traurig machen, sofort konstruktiv bearbeiten; daher schickt der Therapeut die Klientin *in dem traurigen Zustand* in die Therapeuten-Position.

Th/Sup36: Der Therapeut versucht jetzt mit der Klientin in der Therapeutenrolle zu klären, was genau das Problem ist: Was ist so schlimm daran, anders zu sein? Was genau stört sie an sich selbst?

Kl/Th36: Das negative Attraktivitätskonzept wird nun ein wenig klarer.

Th/Sup37: Der Therapeut macht deutlich, was man nun damit tun kann.

Th/Sup39: Der Therapeut folgt der Frage: Warum ändert sich die Klientin nicht?

Kl/Th43: Die Klientin ändert sich nicht, weil sie glaubt, dass sie es nicht kann bzw. weil sie glaubt, dass es nicht effektiv wäre. Das ist eine typische, selbstunsichere Annahme: „Ich ändere mich nicht, weil das keinen Effekt hätte und wenn es keinen Effekt hätte, dann würde das noch stärker beweisen, wie hoffnungslos unattraktiv ich bin."

Th47: Es gibt aber noch einen zweiten Grund, der gegen eine Veränderung spricht: Sich verändern heißt, sich den Erwartungen anderer anzupassen und damit steht man in der Gefahr, seine eigene Identität aufzugeben, aber diese Identität war bisher gewissermaßen das Einzige, was man hatte (Kl48), und das verliert man nun auch noch.

Th49: Der Therapeut macht deutlich, dass eine Veränderung der Identität aber etwas Neues bringen könnte.

Kl49: Was die Klientin aber im Augenblick nicht glauben kann.

Th50: Daher versucht der Therapeut, die Ängste zu klären.

Kl50: Die Hauptangst der Klientin ist, dass sie sich ändert und dass sie sich genau damit noch stärker lächerlich macht.

Th/Sup53/54: Der Therapeut konzentriert sich auf die Kernannahmen, die einer Veränderung im Wege stehen: „Ich bin schwach", „ich bin hilflos", „ich bin ausgeliefert".

Kl/Th55: Hier gelingt der Klientin auf der Therapeuten-Position eine wichtige Erkenntnis: „Das Opfer zu spielen und die Hilflose, das macht unattraktiv."

Th/Sup56-58: Diese Idee greift der Therapeut systematisch auf.

Kl60-65: Die Klientin wäre gern direktiv, hat davor aber immer noch Angst; diese Angst wird im weiteren Verlauf geklärt. Deutlich wird, dass die Klientin sich stark von anderen definieren lässt.

Th/Sup68: Der Therapeut schickt die Klientin dann erneut auf die Therapeuten-Position.

Th/Sup71: Der Therapeut macht hier etwas Wichtiges: Er macht der Klientin klar, dass sie nur zwei Alternativen hat und dass sie sich für eine entscheiden muss: Es gibt keine „dritte Alternative", die alles löst, keine Kosten hat und ideal ist. Der Therapeut macht aber auch deutlich, dass es nun erst mal darum geht, sich zu entscheiden, sich nicht mehr alles gefallen zu lassen: Mit welcher Strategie die Klientin dann letztlich dies realisiert, kann jetzt noch gar nicht festgelegt werden. Wichtig ist nur, sich zu entscheiden, das Verhalten zu verändern.

Kl/Th71: Die Klientin argumentiert schon recht gut, und sie ist vor allem auch dabei emotional beteiligt, was wichtig ist, um eine *Entschlossenheit* zu erreichen.

Kl72: Es ist gut, dass die Klientin schon ambivalent wird: Nun gilt es, therapeutisch die Annäherungstendenz zu stärken.

Th/Sup76: Und genau das versucht der Therapeut nun: Er versucht, die Tendenz der Klientin, sich zu wehren, zu stärken, die Klientin zu dieser Aktion zu motivieren.

Kl/Th77: Wichtig ist hier der Satz „je stärker du handelst, desto stärker wirst du dich auch fühlen": Das bringt noch mal wesentliche Aspekte sehr prägnant auf einen *Merksatz*, den die Klientin sich wirklich merken und selbst sagen kann.

7 Ein-Personen-Rollenspiel: Zweites Beispiel

7.1 Der Fall

Die selbstunsichere Klientin (28 Jahre) hat große Selbstzweifel und empfindet sich selbst als sehr „schüchtern“: Sie geht nicht auf Initiativen von Männern ein, weil sie denkt, diese könnten denken, sie sei langweilig und unattraktiv, sobald die Männer sie näher kennenlernen. Das EPR findet in der 21. Stunde statt.

7.2 Das Transkript

Th1: Ja, Frau X wir hatten das letzte Mal über Annahmen und Schemata gesprochen und Sie hatten letztes Mal gesagt, dass eine wichtige Annahme für Sie ist: Ich habe nichts zu bieten. Wenn Sie einverstanden sind, würde ich das gerne noch einmal aufgreifen. Sie sehen, ich habe da einen Stuhl hingestellt. Wechseln Sie bitte auf die andere Position.

(Klientin wechselt auf Therapeuten-Position)

Wenn Sie auf dieser Position sitzen, würde ich Sie bitten, dass Sie die Rolle ihrer eigenen Therapeutin einnehmen. Ich weiß, dass das schwierig ist, aber ich bin da und helfe Ihnen und unterstütze Sie. Ich würde Sie bitten sich vorzustellen, dass dort Ihre Klientin sitzt mit der Annahme: Ich habe nichts zu bieten.

Sie sind die Therapeutin und versuchen sich vorzustellen, dass Sie komplett anderer Meinung sind als Ihre Klientin.

Kl/Th1: Hm, ok.

Th/Sup2: Versuchen Sie, sich ein wenig zu distanzieren. Dort auf dem Stuhl sitzt Ihre Klientin und Sie sind die Therapeutin. Ihre Aufgabe ist, die Klientin von ihrer Annahme, dass sie nichts zu bieten habe, abzubringen. Es ist schwierig, weil sie die Annahme auch schon sehr lange hat – wir haben über Schemata ja schon gesprochen.

Wir wissen, dass die Klientin die Schemata richtig eingeübt hat und es schwierig sein wird, sie von diesen Annahmen abzubringen. Das ist aber wichtig, denn Sie als Ihre Therapeutin und ich als der Supervisor wollen nicht, dass sie den Rest ihres Lebens mit dieser Annahme rumläuft und tatsächlich allein bleibt. Haben Sie eine Idee? Was könnten wir ihr sagen?

Kl2/Th2: Also es soll was sein – gegen die Idee, dass sie nichts zu bieten hat?

Th/Sup3: Ja. Sie kennen die Klientin ja schon lange und begleiten sie. Was würden Sie sagen? Was hat sie für Möglichkeiten, Ressourcen, Stärken – wo wir ihr sagen könnten, dass es mit der Annahme nicht stimmt?
Kl/Th3: In den Gesprächen mit ihr ist klar geworden, dass wenn es nicht um Partner geht, sie schon witzig ist und ne freche Schnauze hat. Das ist das einzige, was mir jetzt einfällt.
Th/Sup4: Gut, also wenn es nicht um Partner geht sondern um Kollegen, dann kann sie Kontakt aufnehmen und wird schon geschätzt. Sagen Sie ihr das und sagen Sie ihr auch, dass es aus unserer Sicht nicht stimmen kann, dass sie nichts zu bieten hat. Da sitzt Ihre Klientin mit der Annahme, und Sie versuchen jetzt, ihr was anderes zu verklickern.
Kl/Th4: Du hast ja die Annahme, dass du nichts zu bieten hast und wenn man sich jetzt anguckt, wie du mit Kollegen und Freunden umgehst, dann sieht man, dass du schon relativ viel Humor hast. Das bedeutet ja schon, dass du ein bisschen was zu bieten hast.
Th/Sup5 (deutet auf Klienten-Stuhl): Lassen Sie uns gucken.
(Klientin wechselt auf Klienten-Position)
Th6: Ja, nun sind Sie wieder die Klientin und Ihre Aufgabe ist jetzt, das von der Therapeutin Gesagte kritisch zu prüfen. Wenn Sie das überzeugt hat, dann ok, und wir gucken, was Sie überzeugt hat – wenn nicht, ist auch ok. Ihre Therapeutin hat gerade gesagt, dass du doch witzig bist und das im Umgang mit anderen zeigen kannst. Also hast du doch diese Eigenschaften.
Kl6: Ja, ist auch so, dass ich viel lache. Aber für eine Partnerschaft bringt mir das erheblich wenig. In einer Partnerschaft ist es zwar nett zu lachen, aber es geht darum, dass ich als Frau wahrgenommen werde.
Th7: Gut, dann wechseln Sie bitte wieder die Position.
(Klientin wechselt auf Therapeuten-Position)
Th/Sup8: Da ist jetzt die Klientin und wir wollen jetzt wieder versuchen, sie von der Idee abzubringen, dass ihr der Humor in der Partnerschaft nichts bringt.
Kl/Th8: Puh, ist das schwierig.
Th/Sup9: Ja, ich weiß, dass das schwierig ist, aber Ihre Position ist jetzt die der Therapeutin und wir wollen der Klientin helfen und ihr nicht Recht geben.
Kl/Th9: Der Humor bringt ja vielleicht schon was für eine Anbahnung, aber dann vergesse ich immer alles.
Th/Sup10: Sie, sie vergisst immer. Was vergisst sie?
Kl/Th10: Sie hat ja diesen Kollegen, für den sie sich interessiert, und wenn sie den trifft, dann ist nicht mehr viel mit dicker Fresse.
Th/Sup11: Ja, dann sagen Sie ihr doch mal, was sie tun kann. Was könnten Sie ihr raten, damit sie das in solchen Situationen nicht vergisst?
Kl/Th11: Ja, sie müsste diese Unsicherheit wegpacken können. Gegen diese Unsicherheit müsste sie etwas tun können.
Th/Sup12: Korrigieren Sie mich, wenn es nicht stimmt, aber die Unsicherheit bedeutet doch eigentlich, dass sie in der Situation denkt, dass sie nichts zu bieten hat. Ich tu also lieber nichts, dann passiert auch nichts. Dann passiert auch wirklich nichts, und sie denkt, dass sie nichts zu bieten hat.
Kl/Th12 (lacht): Ja, im Grunde.
Th/Sup13: Also das heißt, eigentlich beweist sie, das, was sie befürchtet, immer selbst.

Kl/Th13: Ja klar, aus der Perspektive sicher.
Th/Sup14: Aber dann wäre es doch schlauer, wenn sie damit aufhört.
Kl/Th14: Grundsätzlich ja.
Th/Sup15: Dann sagen Sie ihr mal, dass sie damit aufhören soll.
Kl/Th15: Wenn du die Idee hast, dass du nichts zu bieten hast und du dich wie ein graues Mäuschen versteckst, dann bist du auch eins. Du solltest die graue Maus mal abstreifen und hervortreten, mal was sagen.
(Therapeut deutet auf Klienten-Position: Klientin wechselt.)
Th16: Wie wirkt das auf Sie? Überzeugt Sie das? Ihre Therapeutin sagt, dass Sie die graue Maus abstreifen sollen, denn wenn Sie es nicht tun wird sich auch nichts ändern.
Kl16: In der Theorie finde ich das äußerst plausibel.
Th17: Lässt sich nicht ohne weiteres widerlegen, oder?
Kl17: Auf keinen Fall. Das ist ja auch das, was ich gerne tun wollen würde. Ich habe so eine Angst. Ich meine, ich kann ja reden. Der könnte mich doof, anmaßend, peinlich, laut finden.
(Therapeut deutet auf Therapeuten-Position: Klientin wechselt.)
Th/Sup18: Therapeutin, Sie sind wieder ganz anderer Ansicht. Ihre Klientin sagt, dass ihre Befürchtung ist, wenn ich mich zeige, dann denkt der – ach du scheiße, was ist das denn für eine. Und wir wollen ihr jetzt sagen: Ja das denkt der bestimmt – besser du verkriechst dich und kommst nie wieder raus?
Kl/Th18: Ich bin ja Therapeutin, und mir ist klar, dass sie es anders machen sollte, auch wenn ich verstehen kann, dass sie sich verkriechen möchte. Das Verhalten ist so nicht förderlich. Man müsste schon mal den anderen darauf hinweisen, dass man Interesse hat. Ich habe aber keine Ahnung, was ich sagen könnte, damit sie es auch tut.
Th/Sup19: Wenn sie ihn anspricht, könnte der Kollege ja tatsächlich denken, dass sie was von ihm will. Was würden sie ihr sagen?
Kl/Th19 (lacht): Oh Gott, das könnte ja bedeuten, dass man mal miteinander etwas essen geht. Katastrophe. Das ist albern, ja stimmt.
Th/Sup20: Vielleicht sollten Sie ihr das einmal sagen.
Kl/Th20: Das ist albern. Wenn du nie darauf hinweist, dass es dich gibt, dann wird es nie zu einem horizontalen Tango kommen. Also, trau dich! Komm mal raus und sprich mit ihm.
(Therapeut deutet auf Klienten-Position: Klientin wechselt.)
Th21: Ja Klientin. Die Therapeutin sagt, mach was.
Kl21: Ja ja, schon klar. Aber dann denke ich so was wie „Der steht auf eine 34-Figur“. Und dann habe ich ein Problem.
Th22: Was für ein Problem?
Kl22: Männer stehen nun mal auf schlanke Frauen.
Th23: Wo ist dann das Problem. Dann steht er halt auf 34-Figuren, dann nehmen Sie den nächsten.
Kl23: Ich verliebe mich nicht so häufig.
Th24: Nun gut, aber es geht ja erst einmal darum, einen Partner zum Üben zu haben.
Kl24: Aber ich kann ja nicht mit einem anbandeln, in den ich nicht verliebt bin.
(Therapeut deutet auf Therapeuten-Position: Klientin wechselt.)

Th/Sup25: So Therapeutin, die Klientin sagt uns, dass sie sofort die ganz große Liebe braucht. Aber andererseits sagt sie uns, dass je größer die Liebe, desto schwieriger das Ganze. Wie hört sich das an?
Kl/Th25: Ein bisschen Banane. Die sollte zur Therapie gehen.
(Beide lachen.)
Th/Sup26: Aber was sagen wir ihr jetzt? Denn es ist ja tatsächlich so bei ihr – mit der Liebe steigt die Angst. Sich also sofort an die große Liebe ranzumachen, ist schwierig, aber auf der anderen Seite will sie auch nicht mit anderen, die ihr nicht so viel bedeuten, üben. Das ist ja eine gute Art, sich zu sabotieren.
Kl/Th26: Das ist wahr. Dann wird sie wohl nie zu einem Partner kommen. Dann sollte man ihr sagen, dass sie das mal anders sehen sollte. Sie sollte sich entweder bei dem einen richtigen raustrauen oder bei anderen üben. Dazwischen gibt es wenig. Also bitte komm raus und mach eins von beiden.
(Therapeut deutet auf Klienten-Position: Klientin wechselt.)
Th27: Die Therapeutin sagt, dass es nur zwei Möglichkeiten gibt. Entweder sich trauen, den Richtigen anzusprechen, oder Sie trauen sich nicht und es wird so bleiben, wie es ist. Es gibt keine dritte Alternative.
Kl27: Logisch ist das klar, aber ...
Th28: Sie wollen sich trotzdem entscheiden, sich nicht zu trauen.
Kl28: Ich finde, Männer könnten doch einfach den ersten Schritt machen.
Th29: Ja. Sie können da sitzen und auf den Erlöser warten. Könnte lange dauern. Ist die Frage, wann die Erlöser so kommen. Die haben sich die letzten 2000 Jahre als ziemlich unzuverlässig erwiesen.
Kl29: Ja, stimmt. Und Sie denken, dass ich jetzt wirklich mal aus dem Quark kommen sollte?
Th30: Das sagt ihre Therapeutin.
Kl30: Dann werd ich mal konkret. Ich tu jetzt so, als ob ich den Jörn mal angesprochen hätte. Aber in dem Augenblick kommt es über mich und ich bin völlig dicht. Sonst bin ich wirklich schlagfertig, aber wenn der da steht, dann bin ich geflasht.
Th31: Aber was flasht Sie? Die Angst, sich vor ihm zu blamieren, weil er nein sagt? Er könnte signalisieren, dass er mitbekommen hat, dass er angebaggert wird und sie nicht will.
Kl31: Nein, eher, dass er mich anmaßend findet. Dass er auf mich herunterschaut und sich denkt: du doch nicht – klein und dick.
(Therapeut deutet auf Therapeuten-Position: Klientin wechselt.)
Th/Sup32: So, Therapeutin. Wir gucken mal, was wir mit der Aussage der Klientin machen können. Sie sagt ihre Befürchtung sei, dass der Kollege denkt: oh nein, was will die denn von mir.
Kl/Th32: Echt. Wo kommt die denn hergekrochen – das Wesen aus der Dunkelheit.
Th/Sup33: Eigentlich sagt sie ja, dass sie so abgrundtief hässlich ist, dass sie solche Signale nicht aussenden darf. Ich bin eine Zumutung. Was wollen wir ihr sagen? Sie sind die Therapeutin und ganz anderer Ansicht und wollen die Klientin von der Idee abbringen. Ihr Schema suggeriert ihr, dass sie eine Zumutung ist und sie sich aufgrund ihres Äußeren verkriechen müsste.

Kl/Th33: Es gab da ja diese Affäre, bei der sie hochwillkommen war. Aber das war auch ein alter Mann und 20 Jahre älter als sie. Aber der fand sie nicht schäbig. Es gab also einen, der sie nicht blöd fand.

Th/Sup34: Was sagen wir ihr jetzt? Man kann nur Partner finden, wenn man aussieht wie Angelina Jolie.

Kl/Th34: Ne, nicht nur die.

Th/Sup35: Also Sie gehen durch Bochum und sagen alle, die einen Partner haben, sehen klasse aus?

Kl/Th35: Nein. Es gibt ganz bestimmt auch Frauen, die deutlich dicker sind oder weniger gepflegt. Vielleicht ist das arrogant, aber die Partner, die diese Frauen haben, würde ich nicht haben wollen.

Th/Sup36: Aber wir sehen doch, dass sie es im Grunde nicht sagen kann, weil sie erst einen einzigen Freund hatte und es nie ausprobiert hat. Sie will uns allen ernstes erzählen, dass es empirische Belege dafür gibt, dass sie scheiße aussieht und von allen abgelehnt wird. Aber einen Beweis hat sie nicht.

Kl/Th36: Es hat Sie kaum jemand angesprochen.

Th/Sup37: Und woran liegt das?

Kl/Th37: Das sie so aussieht, wie sie aussieht.

Th/Sup38: Und welche Alternative haben wir? Also, wenn ich Sie richtig verstehe, dann heißt das doch, dass sie sich die ganze Zeit versteckt. Sie macht nie jemandem deutlich, dass sie zu haben ist. Aber wer soll auf sie aufmerksam werden, wenn sie unsichtbar ist?

Kl/Th38: Ja, dass ist nicht von der Hand zu weisen.

Th/Sup39: Dann sagen Sie ihr das mal.

Kl/Th39: Hör auf, dich zu verstecken. Du rennst immer in schwarz rum in der Hoffnung nicht aufzufallen. Mach doch mal auf dich aufmerksam und signalisiere, dass du keinen Partner hast und anzusprechen bist.

(Therapeut deutet auf Klienten-Position: Klientin wechselt.)

Th40: Ja, Klientin, Ihre Therapeutin sagt ganz platt zusammengefasst: zeig dich!

Kl40: Das könnt ich mir schon vorstellen. Ich muss ja nicht immer mit einer schwarzen Strickjacke rumlaufen.

Th41: Genau, Sie könnten mal Ihre Attraktivität deutlich machen. Und dann?

Kl41: Müsste mich jemand ansprechen. Denn ich kann das nicht. Warum kann nicht ein Mann auf mich zukommen?

Th42: Aber mal angenommen, dass das nicht passiert. Die Frage ist doch, wenn Sie Beziehungen wollen, können Sie auch welche anbahnen?

Kl42: Es ist immer wieder die Angst, abgelehnt zu werden.

(Therapeut deutet auf Therapeuten-Position: Klientin wechselt.)

Th/Sup43: Ja, Therapeutin, ich habe den Eindruck, dass unsere Klientin sagt, dass sie diese Angst nicht überwinden kann. Von dieser Angst können wir sie wohl nicht abbringen, also sollten wir versuchen sie zu stärken, dass sie trotz Angst einen Versuch unternimmt.

Kl/Th43: Das wäre super, wenn die Klientin diese Stärke gewinnen könnte.

Th/Sup44: Wie bekommen wir sie dazu, dass es ihr scheißegal ist, auch wenn der Typ sie für ne graue Maus hält? Sagen Sie ihr das. Wir sagen ihr, dass sie aufhören soll, sich

von ihrem Scheiß einschüchtern zu lassen. Wir wollen ja, dass sie sich von ihrem Schema nicht mehr einschüchtern lässt. Wie können Sie ihr klar machen, dass es doch scheißegal ist, was die anderen von ihr denken.
Kl/Th44: Hör einfach auf. Hab vor niemandem schiss und probier es einfach.
(Therapeut deutet auf Klienten-Position: Klientin wechselt.)
Th45: Die Therapeutin hat gesagt: mach es einfach. Was fehlt, um das tun zu können?
Kl45: Ich müsste mehr Mut haben.
(Therapeut deutet auf Therapeuten-Position: Klientin wechselt.)
Th/Sup46: Therapeutin, wie gehen wir damit um? Die Klientin lässt sich immer wieder von ihrem Schema einschüchtern. Was können wir jetzt tun?
Kl/Th46: Die Klientin will es wahrscheinlich nicht versuchen, denn wenn es nicht klappt, dann ist sie noch mehr eingeschüchtert.
Th/Sup47: Also schüchtert das Schema schon wieder ein. Aber wir hatten uns doch gerade darauf geeinigt, dass wir das Schema einschüchtern und nicht umgekehrt. Wir sollten diesen Weg auch gehen. Also, wie schüchtern wir das Schema ein?
(Längeres Schweigen.)
Th/Sup48: Im Grunde könnten Sie ihr doch sagen, dass das alles ihre Idee ist. All ihre Gedanken und Befürchtungen sind ja Ideen. Es kann genauso gut alles ganz anders sein.
Kl/Th48: Aber ein Problem ist ja noch ihr Gewicht. Wenn sie 10 kg weniger hätte, würde es ihr leichter fallen.
Th/Sup49: Dann hätte sie 10 kg weniger. Ja und? Wenn sie sich durch ihr Schema nicht einschüchtern lässt, dann lässt sie sich durch diese 10 kg einschüchtern.
Kl/Th49: Was letztendlich auch auf das Schema zurückzuführen ist.
Th/Sup50: Genau, dass ist alles vom Schema. Sie können als Therapeutin entscheiden, wollen Sie ihr sagen, dass sie sich einschüchtern lassen soll und dann verkriechen, oder wollen Sie ihr sagen, dass sie gegen das Schema angehen soll und es versuchen soll.
Kl/Th50: Stimmt schon. Es gibt keine Alternativen.
Th/Sup51: Das will ich deutlicher haben. Sagen Sie ihr, dass Sie gegen das Schema angehen soll.
Kl/Th51: Du wirst aus deinem Elfenbeinturm herauskommen müssen und dich bewegen müssen.
Th/Sup52: Sind Sie als Therapeutin davon überzeugt? Denn wenn Sie als Therapeutin nicht überzeugt sind, wie wollen Sie dann die Klientin davon überzeugen?
Kl/Th52: Ich finde das im Grunde plausibel – aber sie hat halt Angst.
Th/Sup53: Sie als Therapeutin haben eine ganz andere Meinung: die Klientin soll endlich mit dem Quatsch aufhören! Und das will ich jetzt hören.
Kl/Th53: Hör auf mit dem Scheiß. Du brauchst dich nicht zu verstecken – egal wie viel du wiegst. Probier es einfach und komm voran.
Th/Sup54: Ja gut.
(Therapeut deutet auf Klienten-Position: Klientin wechselt.)
Th55: Wie ist das? Ihre Therapeutin sagt, dass Sie einfach mal was machen sollen.
Kl55: Das ist gar nicht schlecht. Ich bekomme so ein Gefühl von – ich komm in Wallungen. Wenn der Kollege mal reinkommt, sollte ich ihn einfach ansprechen.
Th56: Was sagen Sie zu ihm?

Kl56: Lust auf einen Kaffee? Ich bin nicht so kreativ, ich weiß.
Th57 (lacht): Wollen wir uns schon wieder vom Schema beeinflussen lassen? Ich bin nicht sehr kreativ – ich bitte Sie, einen Kaffee?
Kl57: Muss ich denn gleich so hoch einsteigen?
Th58: Nein, aber Sie müssen auch nicht so tief einsteigen. Wieder beeinflusst Sie Ihr Schema, welches Ihnen sagt, dass Sie nicht kreativ seien. Immer wieder die Idee, dass Sie nichts zu bieten haben. Ich will, dass Sie als Therapeutin da jetzt gegen vorgehen. (Therapeut deutet auf Therapeuten-Position: Klientin wechselt.)
Th/Sup59: Sagen Sie ihr jetzt, dass sie endlich aufhören soll, sich ständig so ne Scheiße vorzusagen. Nach dem Motto: ich kann nichts, ich bin nichts, ich habe 10 kg zu viel. Sie soll sich trauen und es deutlich machen – allein dadurch wird sie für die Männer schon interessant.
Kl/Th59: Hör auf! Es geht nicht um kreativ sein oder nicht. Es geht nicht darum, dass du schon 1000 Sprüche auf Lager hast, sondern nur darum, dass du zeigst, dass du da bist.
Th/Sup60: Ich gebe mal ein paar Hilfestellungen, damit sie auch körperlich begreift, dass die Nachricht bei ihr ankommt. (Therapeut stellt sich hinter die Klientin.) Ich will, dass sie das jetzt begreift. Es ist wichtig da zu sein und sich zu zeigen. Machen Sie es stärker.
Kl/Th60: Du darfst ihn ansprechen. Du solltest es machen. Du bist kein Hasi-Mausi und solltest losgehen.
Th/Sup61 (schreit): Du bist kein Hasi-Mausi!
Kl/Th61: Du bist kein Hasi-Mausi, also komm in Wallungen.
Th/Sup62: Ja super.
(Therapeut deutet auf Klienten-Position: Klientin wechselt, Therapeut setzt sich wieder.)
Th63: Wie wirkt das?
Kl63: Ganz gut. Fühlt sich schon besser an.
Th64: Was fühlen Sie?
Kl64: So ein Gefühl von: Ich probier es jetzt einfach. Wenn ich mir vorstelle, dass ich ihn morgen anspreche. Das ich das darf, weil ich auch wer bin.
Th65: Versuchen Sie das auch zu spüren, dass Sie auch wer sind. Ich muss mich nicht verstecken.
Kl65: Das ist zuerst ein Gefühl von breiten Schultern. Fühlt sich warm an im Magen. Ich darf, ich kann. Ich bin hier.
Th66: Lassen Sie das auch auf sich wirken. Spüren Sie die breiten Schultern. Was spüren Sie? Bleiben Sie bei dem Gedanken, dass Sie das können.
Kl66: Das fühlt sich kräftig und zuversichtlich an. Ich bin genauso ok wie andere – so fühlt sich das an.
Th67: Ich möchte, dass Sie das einen Moment auf sich wirken lassen. Was bedeutet das? Was heißt das für Sie?
Kl67: Ich darf mich zeigen. Ich brauche keine Angst zu haben. Negative Rückmeldung wäre ja nicht schlimm, weil es nur die Rückmeldung einer Person ist und nicht der ganzen Welt.
Th68: Trauen Sie sich das zu?

Kl68: Ich werde es probieren.
Th69 (lacht): Gut.

7.3 Kommentar

Th1: Der Therapeut führt das EPR ein, indem er die Klientin *zuerst* auf die Therapeuten-Position setzt und *dann erst* erläutert, was die Klientin machen soll: Ein Therapeut sollte den Klienten nicht fragen, ob er ein EPR machen möchte; am besten bringt ein Therapeut den Klienten gar nicht auf die Idee, dass man das EPR ablehnen könnte!

Th2: Der Therapeut muss sich klarmachen, dass ein Klient das EPR zunächst auch erst einmal lernen muss: Damit muss der Klient auch lernen, sich von seinen Annahmen zu distanzieren; im Laufe der Übung wird der Klient dann deutlich besser. Der Therapeut sollte aber von Anfang an zwei Dinge klarmachen:

1. Die Aufgabe ist schwierig – also muss sich der Klient anstrengen, er muss aber auch geduldig sein.
2. Der Therapeut ist in jedem Falle da und hilft dem Klienten; der Klient muss zwar selbst arbeiten, kann sich auf die Unterstützung des Therapeuten aber voll verlassen!

Th3: Der Therapeut beginnt mit der Entwicklung von Gegenannahmen – dies ist eine stark Ressourcen-aktivierende Methode.

Kl3: Zunächst mal akzeptiert der Therapeut-Supervisor alles, was der Klientin einfällt: Jede Idee ist der Ausgangspunkt für weitere Ideen.

Th4: Der Therapeut hilft der Klientin immer bei der Konkretisierung/Präzisierung von Gegenannahmen; und er macht deutlich, dass es nicht einfach nur darum geht, Gegenannahmen oder „Gegenbeweise" zu finden, sondern *dass es immer auch darum geht, daraus Schlüsse zu ziehen, die die „Annahme unter Bearbeitung" falsifizieren!*

Th6: Die Klientin soll *prüfen*, d.h. sie soll die von der Klient-Therapeutin produzierten Argumente *kritisch* prüfen: Wesentlich für das EPR ist, dass die Klient-Therapeutin die Klientin *überzeugt*, nicht überredet!

Kl6: Im Anfang ist es völlig ok, wenn die Klientin keines der Argumente der Klient-Therapeutin überzeugt: Es ist wichtig, dass der Prozess in Gang kommt und da Schema „hartnäckig" sind, ist auch nicht damit zu rechnen, dass man schnell überzeugende Argumente findet.

Kl8-Kl11: Es kann sein, dass Klienten auf *neue* Problemaspekte kommen – und damit wegkommen von den Annahmen, die man gerade bearbeitet. Passiert das, muss ein Therapeut entscheiden, ob er der „neuen Spur" folgen soll. Dies sollte er aber meist nur, wenn diese Spur wirklich sehr relevant ist – ansonsten sollte der Klient auch lernen, dass es wichtig ist, konsequent bei einer Annahme zu bleiben.

Th12: Und hier macht der Therapeut deutlich, dass es auch tatsächlich noch um die gleiche Annahme geht: Dass es weiterhin Sinn macht, bei dieser Annahme zu bleiben – sich nicht z.B. um Aspekte von Gedankenkontrolle etc. zu kümmern. Das ist eine wichtige Aufgabe von Therapeuten: Klienten „auf der Spur zu halten" oder sie zum Thema zurückzubringen.

Kl20: Bei Klienten mit selbstunsicherer Persönlichkeitsstörung ist es tatsächlich wichtig, schon relativ früh im Prozess deutlich zu machen, dass der Klient etwas *tun* muss: Denn die Schwelle zur Handlung ist das Hauptproblem und Handeln wird ein Klient irgendwann müssen.

Kl23/24: So stehen sich Klienten mit selbstunsicherer Persönlichkeitsstörung selbst im Wege: Sie sollten zuerst ihr Verhalten an Partnern testen, die *nicht* so wesentlich sind, in die sie *nicht* massiv verliebt sind, denn bei solchen Partnern ist die Angst dann auch nicht massiv, genau bei diesen Partnern kann man ein neues Interaktionsverhalten damit auch gut üben. Aber dann muss man natürlich „Abstriche" machen, man darf nicht sofort „den großen Wurf" wollen.

Th26: Daher ist es wichtig, die Klienten dazu zu bringen, Prioritäten zu setzen: Erstmal die Angst überwinden, erstmal Handeln erproben, *dann* den richtigen Partner finden!

Th28: Der Therapeut provoziert die Klientin damit, dass er ihr deutlich macht, dass sie kein „Opfer" ist, sondern dass sie aktiv etwas zu ihrem Problem beiträgt – also kann und muss sie auch aktiv etwas tun, um aus dem Problem wieder herauszukommen.

Th29: Wieder eine Provokation: Die *Klientin* muss etwas tun oder *„es"* ändert sich nichts.

Kl31: Wenn man die Probleme gut klärt, kommt man immer wieder auf die zentralen Annahmen – und genau *die* sollte man sich „vorknöpfen".

Th33: Und wieder bringt der Therapeut das Problem „auf den Punkt": „Sie ist so hässlich, dass sie solche Signale nicht aussenden darf."

Th38: Es ist oft wichtig, dass der Therapeut-Supervisor Argumente aktiv einbringt, den Klienten auf Aspekte aufmerksam macht, die der Klient nicht sieht; dass der Therapeut-Supervisor Annahmen aktiv angreift und hinterfragt: All das kann und sollte der Therapeut-Supervisor tun, wenn er den Eindruck hat, dass der Klient wesentliche Aspekte von sich aus nicht erkennen kann. Und der Therapeut kann hier auch „vorsagen", da der Klient in der Klienten-Position angehalten wird, alle Argumente kritisch auf Stimmigkeit zu prüfen: Auf diese Weise besteht nicht die Gefahr, dass der Therapeut dem Klienten „etwas einredet". Vielmehr kann der Therapeut-Supervisor durch seine Beiträge den Klienten auf Ideen bringen, Denkanstöße geben, „eingeschliffene Denkpfade" verlassen etc.

Th34: Das ist etwas, was man als Therapeut den Klienten mit selbstunsicherer Persönlichkeitsstörung oft klarmachen muss: *Dass man lernen muss, trotz Angst die Initiative zu ergreifen*. Denn niemand kann einem garantieren, dass ein Annäherungsversuch wirklich klappt, und niemand kann einem diese Aktion abnehmen. Es ist unsinnig, sich von Angst das Spiel verderben zu lassen, also lässt man sich von Angst nicht unterkriegen.

Th46: In der Therapie kommt man mit Klienten manchmal an den Punkt, dass man durch weitere EPR oder andere Maßnahmen nicht mehr an Sicherheit erreichen kann: Schemata sind oft so hartnäckig, dass man viel Zeit braucht, um sie wirklich zu hemmen. *Daher muss man Klienten dazu bringen, aktiv den Kampf gegen Schemata aufzunehmen*. Man muss sie dazu bringen, sich gegen ihre Schemata aktiv zu wehren, gegen ihre Schemata ärgerlich zu werden, sich selbst zu motivieren, sich von ihren Schemata nicht mehr unterkriegen zu lassen. Und diesen aktiven Kampf müssen die Klienten in hoch emotionaler, entschlossener Weise eine ganze Zeit lang führen.

Th47: Das ist dann eine wesentliche Frage: „Wie schüchtern wir das Schema ein?“ Der Therapeut versucht nun, die Klientin „gegen das Schema aufzuhetzen“, sie ärgerlich zu machen; sie soll sich dazu *entscheiden*, gegen ihr Schema anzugehen. Er kann sie auffordern, dass sie selbst von dem, was sie der Klientin sagt, überzeugt ist; er kann ihr deutlich machen, dass sie ärgerlich auf das Schema werden soll und dass sie auch die Klientin gegen das Schema ärgerlich machen will! Das macht der Therapeut so lange, bis nicht nur die Klient-Therapeutin, sondern auch die Klientin emotionalisiert ist. Sie muss *spüren*, dass sie ihr Schema leid ist, dass es Zeit wird, etwas dagegen zu tun und dass es Zeit wird, trotz des Schemas jetzt anders zu handeln.

Th60: Bei diesem Prozess der Emotionalisierung und des „Aufhetzens“ kann der Therapeut der Klientin aktiv Hilfestellung geben, indem er sich hinter die Klient-Therapeutin stellt und sie „anstachelt“: Er kann als Modell das Schema der Klientin anbrüllen („Es reicht! Hör endlich mit dem Scheiß auf!“); er kann die Klientin auffordern, mehr Stärke zu spüren, sich so hinzusetzen, dass sie selbstbewusst wird.

8 Ein-Personen-Rollenspiel: Drittes Beispiel

8.1 Der Fall

Die Klientin ist eine 23-jährige Frau, die ursprünglich wegen beruflicher Probleme in die Therapie kam – es wird aber sehr schnell klar, dass sie eine selbstunsichere Persönlichkeitsstörung aufweist.

Auch hier sind die relevanten Schemata relativ schnell klärbar und der Therapeut entscheidet sich, mit der Klientin ins Ein-Personen-Rollenspiel (EPR) zu gehen. Die ersten EPR sind relativ „zäh", also entscheidet sich der Therapeut dazu, die Klientin etwas stärker zu aktivieren.

Es ist die 27. Therapiestunde, ca. 8 Minuten nach Beginn der Sitzung.

8.2 Das Transkript

Th1: Gehen wir noch einmal auf die Annahme. Die Grundannahme ist: Ich bin unattraktiv. Können Sie das genauer erklären – was heißt unattraktiv?
Kl1: Naja, halt komisch und anders.
Th2: Aber in einer abstoßenden Art und Weise.
Kl2: Ja, sodass Leute sich vor mir ekeln.
Th3: Ok. Gut. Wechseln Sie mal bitte auf die Therapeuten-Position.
Klientin wechselt auf Therapeuten-Position.
Th/Sup4: Stellen Sie sich vor, dass Sie Therapeutin sind. Als Therapeutin ist es wichtig, dass Sie sich von der Annahme der Klientin distanzieren. Ich weiß, dass es schwierig ist, aber versuchen Sie es einmal. Sie sind Therapeutin und vollkommen anderer Ansicht. Da sitzt Ihre Klientin und die sagt, dass sie unattraktiv, sogar abstoßend ist. Wir müssen jetzt versuchen, die Klientin von der Annahme abzubringen und ihr klar machen, dass das Quatsch ist. Wir haben Verständnis, dass sie so denkt, aber es ist kompletter Blödsinn. Verständnis ist jetzt nicht angesagt. Wir wollen ...
Kl/Th4: Man könnte ja sagen, dass sie schon einmal positive Erfahrung gemacht hat.
Th/Sup5: Welche? Wann? Wo? Wie?
Kl/Th5: Mit einem Mann zum Beispiel.
Th/Sup6: Was für Erfahrungen hat sie gemacht?
Kl/Th6: Dass jemand mit ihr zusammen gewesen ist.

Th/Sup7: Was würden Sie wollen, was sie weiß? Was soll sie aus der Erfahrung schließen?

Kl/Th7: Naja, dass sie nicht so ekelig und abstoßend sein kann, weil ja sonst keiner mit ihr zusammen sein wollen würde. Dann könnte es keiner mit ihr genießen.

Th/Sup8: Ja ok, aber reicht das? Würden Sie sagen, dass sie nicht so extrem abstoßend ist?

Kl/Th8: Man könnte ja sagen, dass sie zum Beispiel schöne Haare hat.

Th/Sup9: Dass sie zumindest Aspekte hat, die anderen gefallen.

Kl/Th9: Ja.

Th/Sup10: Sagen Sie ihr das einmal. Stellen Sie sich vor, dass da Ihre Klientin sitzt und die hat diese Annahme und Sie wollen sie davon abbringen.

Kl/Th10: Du musst auch mal sehen, dass du schöne Haare hast und es Männer gegeben hat, die es mit dir genießen konnten und es schön fanden mit dir.

Therapeut deutet auf Klienten-Position. Klientin wechselt.

Th11: Sie sind jetzt wieder Klientin. Lassen Sie mal auf sich wirken, was Ihre Therapeutin gesagt hat. Gucken Sie mal, ob Sie das überzeugt – ob es ok für Sie ist. Die Therapeutin hat gerade gesagt, dass Sie Erfahrungen gemacht haben mit Männern, die Sie attraktiv fanden – es mit Ihnen genießen konnten.

Kl11: Das stimmt schon. Es gibt Männer, die mich scheinbar attraktiv finden.

Th12: Das heißt, die haben nicht nur den Würgreflex unterdrückt, sondern die haben Sie auch wirklich genossen.

Kl12: Ja, zumindest teilweise.

Th13 (lacht): Ok teilweise, aber ...

Kl13: Vielleicht war ich nur ein Ersatz.

Th14: Dass Sie sich das nicht wirklich zuschreiben können.

Kl14: Ja, vielleicht eine nette Nebenbeschäftigung, aber nicht, dass mich jemand wirklich will. Sondern einfach nur Spaß mit mir.

Th15: Ok. Immerhin. Gehen Sie wieder in die Therapeutenrolle.

Klientin wechselt auf Therapeuten-Position.

Th/Sup16: Sie sind jetzt völlig anderer Meinung als die Klientin, und Ihre Aufgabe ist jetzt, sie davon abzubringen. Sie hat gerade gesagt, dass es stimmt, dass Männer Spaß haben können mit ihr – aber das beweist nichts. Das kann Zufall sein, oder sie war gerade Ersatz für irgendetwas.

Kl/Th16: Sie verarbeitet meistens die Dinge negativ. Wenn sich ihr jemand ansatzweise abstoßend gegenüber verhält, dann denkt sie, dass es an ihr liegt. Aber wenn jemand ihr gegenüber Interesse zeigt, dann bezieht sie das nicht auf sich. Da macht sie einen Fehler.

Th/Sup17: Was wollen Sie denn, was sie weiß? Was müsste man ihr eigentlich mal klarmachen? Und wie? Damit sie auch Konsequenzen daraus ziehen kann.

Kl/Th17: Sie lügt sich da einen in die Tasche und verdreht die Realität.

Th/Sup18: Gut, dann sagen Sie ihr das mal. Stellen Sie sich vor, sie sitzt da und wir wissen schon, dass sie hartnäckig davon überzeugt ist, dass sie unattraktiv ist. Und Sie überzeugen sie jetzt davon, dass sie die Realität verdreht. Los.

Kl/Th18: Du verdrehst die Realität. Du verarbeitest nur Sachen die negativ sind und deine negative Annahme bestätigen. Das Positive lässt du völlig aus oder erfindest irgendwelche Ausreden, die dann deine negative Sicht wieder bestätigen.
Therapeut deutet auf Klienten-Position. Klientin wechselt.
Th19: Ja, Klientin. Wie wirkt das, was die Therapeutin gesagt hat? Überzeugt Sie das? Was überzeugt Sie? Wenn nein, warum nicht? Ihre Therapeutin sagt, dass Sie die Realität verdrehen. Sie nehmen nur zur Kenntnis, was negativ ist.
Kl19: Ich laufe mit einer gefärbten Brille durch die Gegend, die immer nur sagt, dass ich negativ und schlecht bin.
Th20: Warum genau tun Sie das? Wenn es so ist, dann wäre doch ein Rat: Lassen Sie es.
Kl20: Ich glaube das. Ich bin von dem Negativen super überzeugt.
Th21: Warum? Mal angenommen, Sie könnten von dem Positiven überzeugt sein – was dann?
Kl21: Dann würde ich wahrscheinlich aktiver sein und auf Männer zugehen.
Th22: Was wäre die Gefahr dabei?
Kl22: Eine Abfuhr zu bekommen.
Th23: Das heißt, dass Sie eigentlich das Gefühl haben, wenn ich dem Positiven glauben würde, dann bewege ich mich auf extrem dünnem Eis.
Kl23: Ja.
Th24: Einmal aufstampfen und ich bin im Loch verschwunden.
Kl24: Ja, und das ist schlimm.
Th25: Ok.
Therapeut deutet auf Therapeuten-Position. Klientin wechselt.
Th/Sup26: Therapeutin, distanzieren Sie sich davon, was die Klientin sagt. Sie macht hier eine wichtige Annahme: Ablehnung wäre schlecht. Ich denke, der sollten wir uns mal zuwenden.
Kl/Th26: Wenn jemand sie ablehnt, dann kann das ja auch an seinem Geschmack liegen. Oder, dass es nicht der Richtige ist.
Th/Sup27: Mein Argument ist immer, wenn jemand einem erzählt, dass er keinen Mercedes fahren will, dann ist das der ultimative Beweis dafür, dass Mercedes ein scheiß Auto ist?
Kl/Th27: Ne stimmt, ist nicht wirklich so.
Th/Sup28: Also: Was soll sie lernen, was soll sie sehen?
Kl/Th28: Wenn jemand sie nicht mag oder ablehnt, dann heißt das nicht, dass sie schlecht ist oder weniger Attraktivität hat – sondern, dass es vielleicht auch an der Person liegt. Die hat vielleicht einen anderen Geschmack.
Th/Sup29: Sagen Sie ihr das. Sie wissen, dass sie hartnäckig ist. Sie braucht ein wenig Schwung, ein wenig Arschtritt.
Kl/Th29: Also, du musst einfach nicht immer denken, dass du nicht attraktiv bist, sobald dich jemand ablehnt. Es gibt einfach verschiedene Geschmäcker und wenn dich jemand nicht mag, dann heißt das nicht, dass du negativ oder abstoßend bist. Vielleicht wärst du ja auch gar nicht glücklich mit dem geworden.
Therapeut deutet auf Klienten-Position. Klientin wechselt.
Th30: Ja Klientin, wie ist das? Wie fühlt sich das an? Überzeugt Sie das, wenn die Therapeutin sagt, dass es über Ihre Attraktivität gar nichts beweist, sondern nur etwas über

den Geschmack des anderen aussagt. Dass Sie nicht sein Typ sind, soll schon einmal vorkommen.
Kl30: Ja, stimmt genau. Wenn ich davon ausgehe, dass jeder mich mögen muss und das wäre dann der Beweis, dass ich doch nett bin. Hmm, ja stimmt, jeder hat unterschiedliche Geschmäcker.
Th31: Erst einmal kann man da nichts gegen sagen, aber ...
Kl31: Ich passe einfach nicht in das Bild.
Th32: Sie passen nicht ins Beuteschema, aber ...
Kl32: Ich brauche ja eigentlich nur einen. Es wird sicher irgendjemanden geben, der es mit mir aushält und mich mag.
Th33: Das ist nicht komplett unmöglich. Gucken wir mal, was sagt denn Ihr Schema dazu? Irgendwie kann es ja nicht so einfach sein. Was Ihr Schema dazu sagt, gucken wir uns jetzt mal an.
Kl33: Naja, wenn es einige Leute gibt, die mich nett finden, dann könnte es passieren, dass wenn sie mich näher kennenlernen, dass sie dann merken – geht ja gar nicht.
Th34: Das heißt, Sie haben nicht nur die Annahme, dass Sie äußerlich nicht attraktiv sind, sondern auch, dass Sie nichts zu bieten haben.
Kl34: Ja.
Th35: Ja, gut.
Therapeut deutet auf Therapeuten-Position. Klientin wechselt.
Th/Sup36: Wiederum müssen wir gucken, wie wir die Klientin davon abbringen. Die Klientin sagt jetzt, wenn er sich mal auf mich einlassen würde, dann hätte ich nichts zu bieten und er würde die Beziehung mit mir beenden.
Kl/Th36: Sie kann nicht so bescheuert sein, dass sie glaubt, dass es niemand mit ihr aushält. Sie macht ja auch total viel. Sie tut ja viel für eine Beziehung.
Th/Sup37: Gut, dann sagen Sie mir doch einmal, was sie für Eigenschaften in Bezug auf Partnerschaften hat – was tut sie für Beziehungen, was für Männer attraktiv sein könnte.
Kl/Th37: Sie ist total unternehmungslustig. Sie macht gerne Abenteuersachen, geht zum Beispiel gerne Wandern – lässt sich auf total viel ein. Sie ist nicht nur auf eine Sache beschränkt.
Th/Sup38: Ok, was noch?
Kl/Th38: Ich würde sagen, dass sie anpassungsfähig ist und mit ihr kann man schon Spaß haben.
Th/Sup39: Ja, das habe ich auch gerade gedacht. Darauf läuft es eigentlich hinaus, dass man sagen könnte, dass man mit Ihnen Spaß haben könnte. Ein Partner könnte mit Ihnen Spaß haben, könnte mit Ihnen viele Dinge machen und ausprobieren. Sie lassen sich auf viele Dinge ein – das Leben würde nicht langweilig.
Kl/Th39: Ja.
Th/Sup40: Dann sagen Sie ihr das mal.
Kl/Th40: Du hast viele Einstellungen und Verhaltensweisen, sodass man in Beziehungen mit dir Spaß haben könnte. Du bist einfach abenteuerlustig und es würde nicht langweilig werden.
Therapeut deutet auf Klienten-Position. Klientin wechselt.

Th41: Ja, Klientin lassen Sie das mal auf sich wirken. Wie ist das, wenn die Therapeutin sagt, dass ein Partner mit Ihnen Spaß haben könnte und es nicht langweilig mit Ihnen wird? Der hätte auch viele Möglichkeiten, sich in der Beziehung mit Ihnen zu verwirklichen.

Kl41: Ja, aber es müsste mal einer anbeißen.

Th42: Das ist ja ein anderes Problem. Sie würden sagen, wenn er anbeißt, sind Sie schmackhaft.

Kl42: Doch, schon. Abenteuerlustig.

Th43: Doch, schon, stimmt, stimmt ein bisschen?

Kl43: Doch, finde ich schon. Doch, es könnte Spaß machen.

Th44: Aber Sie haben immer noch diese Idee, dass irgendetwas irgendwen vom Anbeißen abhält.

Kl44: Ja.

Th45: Was?

Kl45: Ich bin halt nicht eine Trophäe. Ich bin nicht ...

Th46: Sie haben gerade gesagt: Ich glaube, dass ich anders bin. Das zieht sich durch Ihr Denken durch. Was heißt anders?

Kl46: Ich entspreche nicht dem Schönheitsideal. Mit mir hat man niemanden an der Seite, den man gerne vorzeigt.

Th47: Ja gut.

Therapeut deutet auf Therapeuten-Position. Klientin wechselt.

Th/Sup48: Ja, Therapeutin, distanzieren Sie sich. Wir wollen mal gucken, was wir mit dieser Annahme machen können. Die Klientin sagt, dass sie nicht dem Schönheitsideal entspricht. Sie sagt, dass sie keine Trophäe ist, die man vorzeigt. Also: Wenn man jetzt als Schönheitsideal Vogue-Modelle nimmt, dann mag das stimmen. Aber heißt das im Grunde, dass nur Vogue-Modelle sich fortpflanzen?

Kl/Th48: Ne, es gibt ja total viele Paare, die zusammen sind, sich lieben, wo Sie vielleicht nicht so attraktiv ist und dem Schönheitsideal entspricht.

Th/Sup49: Erst einmal muss man sagen, dass dem Standard des Schönheitsideals nur wirklich wenige Leute entsprechen. Wenn Sie mal durch Bochum gehen und sich fragen, wie viele aus der Vogue stammen, dann kommt man nicht zu üppigen Ergebnissen. Das ist das eine, aber ich habe noch eine andere Frage, die mir wichtiger ist. Sie sagt, dass sie anders ist, und ich glaube, dass ihre Implikation ist: Anderssein ist scheiße. Was könnte man ihr da sagen? Muss das so sein?

Kl/Th49: Ne, es gibt ja vielleicht Männer, die anders aussehende Frauen interessant finden oder anziehend.

Th/Sup50: Ja, genau. Sie könnte es auch anders formulieren. Sie könnte sagen, dass sie anders ist, oder: Ich bin sehr speziell. Vielleicht gibt es weniger Leute, die das toll finden, aber sicher gibt es Leute, die das einer Vogue-Frau vorziehen.

Kl/Th50 (etwas unsicher): Ja.

Th/Sup51: Was sie nicht sieht, fällt mir die ganze Zeit schon auf: Anderssein kann auch eine Ressource sein. Sie sieht immer nur, dass Anderssein scheiße ist. Sie sieht eigentlich immer nur den negativen Aspekt. Aber Anderssein kann auch heißen, dass man very special ist: Jemanden wie mich zu finden, ist nicht einfach. Ich frage mich die ganze Zeit, warum sie nicht auf eine solche Idee kommt. Was könnten wir ihr sagen? Wie könnten wir ihr den Blick darauf ermöglichen?

Kl/Th51: Du kannst ja auch einfach mal sehen, dass du ein spezieller Typ bist und einfach besonders und dass es nicht viele gibt, die so anders sind wie du. Das ist etwas, was auch anziehend sein kann.

Th/Sup52: Ok. Und jetzt sagen Sie ihr das noch mal deutlicher. Sie müssen als Therapeutin überzeugt sein, wie wollen sie sonst Ihre Klientin überzeugen? Also noch mal: Mit mehr Schwung, mehr Überzeugung, lauter, stärker!

Kl/Th52 (laut): Du bist etwas Besonderes! Du siehst ganz besonders aus! Du bist kein Durchschnittstyp! Mach Dir das klar: Du siehst auf Deine ganz besondere Weise klasse aus!

Therapeut deutet auf Klienten-Position. Klientin wechselt.

Th53: Ja Klientin, wie ist das? Ich fand sehr wichtig, dass die Therapeutin gesagt hat, dass spezielles Typsein was Anziehendes ist. Nicht für die breite Masse, aber ...

Kl53: Ja. Genau. Es gibt bestimmt Leute, die meinen speziellen Typ schätzen.

Th54: Wie ist das für Sie? Was für ein Gefühl ist da?

Kl54: Doch, das ist schon ein bisschen überzeugend ...

Th55: So ganz von der Hand zu weisen ist es nicht, oder? Aber es gibt ein Aber. Gucken wir mal.

Kl55: Ich habe noch keine Erfahrungen damit gemacht. Ne, jemanden, der speziell auf mich steht ... keine Ahnung.

Therapeut deutet auf Therapeuten-Position. Klientin wechselt.

Th/Sup56: Ja, Therapeutin, die Klientin sagt im Grunde, dass sie damit keine Erfahrung gemacht hat. Aber andererseits muss man ja auch sagen, dass sie die ganze Zeit mit einem nicht besonders großen Selbstbewusstsein herumläuft, was andere motivieren könnte, sich ihr zu nähern. Wir müssen sie dazu kriegen, auch das Anderssein als very special wahrzunehmen und es in ihrem Selbstbewusstsein zu verankern. Ich frage mich die ganze Zeit, warum sie nicht durch die Gegend geht und sagt: Leute, die nicht mit mir anbändeln wollen, haben einen Riesenknall.

Kl/Th56: Ja, ich meine, wenn sie es im Negativen kann, dann kann sie es ja auch eigentlich andersherum.

Th/Sup57: Da sagen Klienten häufig, dass man sich was vormacht. Aber sie macht sich ja eigentlich im Negativen was vor. Wenn man sich schon was vormacht, warum dann nicht was Positives? Man muss sich ja nicht immer da was vormachen, wo es scheiße ist. Wie kriegen wir sie dazu, etwas mehr Selbstbewusstsein daraus zu ziehen? Sie soll denken, dass sie wie ein guter Whisky ist und einen guten Whisky schenkt man auch nicht an Leute aus, die ihn nicht zu schätzen wissen. Ich würde meinen 18-jährigen Malt auch nicht mit jedem teilen.

Kl/Th57: Sie müsste einfach mal das annehmen und sagen, dass es stimmt und speziell ist.

Th/Sup58: Wie kriegen wir sie dazu? Sie haben vollkommen recht. Die spannende Frage ist, wie wir sie dazu kriegen. Sie neigt nicht dazu, das von selber aus zu können. Wie können wir ihr das klarmachen, dass man die Welt auch so sehen kann. Es gibt vieles, was dafür spricht, auch zu sagen, dass sie very special ist.

Kl/Th58: Man könnte ihr sagen, dass es ihr damit sowieso besser geht. Warum macht sie sich das Leben extra schwer?
Th/Sup59: Das wäre zum Beispiel ein Argument. Das können wir ja mal probieren. Mal gucken, wie das auf sie wirkt. Probieren wir es erst einmal damit.
Kl/Th59: Wenn du von dem Negativen so überzeugt sein kannst, dann kannst du dir ja eigentlich auch was Positives vormachen, denn erstens geht es dir damit besser und zweitens hast du eine bessere Ausstrahlung, bist offener und das wirkt wahrscheinlich anziehender.
Therapeut deutet auf Klienten-Position. Klientin wechselt.
Th60: Ja, was meinen Sie?
Kl60: Ja, doch. Das könnte ich ja ausprobieren. Also eigentlich, warum mache ich es mir immer schwer?
Th61: Was Sie ja wissen, ist, dass die Therapeutin im Grunde damit recht hat. Man kann nicht nur negative selbsterfüllende Prophezeiungen produzieren, sondern auch positive. Wenn man freundlich durch die Gegend läuft, dann reagieren Leute auch freundlicher. Und wenn Sie Selbstbewusstsein ausstrahlen, dann werden Sie auch positiver wahrgenommen. Dieses Argument lässt sich auch nicht widerlegen.
Kl61: Ja, stimmt. Eigentlich suhle ich mich in dem negativen Scheiß, obwohl ...
Th62: Da ist wohl ein bisschen was dran.
Kl62: Ich könnte es ja auch angehen.
Th63: Sie müssten auch nicht immer davon ausgehen, dass alles scheiße ist. Was könnte Sie davon abhalten, das so zu sehen?
Kl63: Ich glaube, ich habe keine Übung und wirke inkompetent und bin da nicht selbstsicher, aber eigentlich müsste ich es einfach mal üben.
Th64: In was genau haben Sie keine Übung und wo genau könnten Sie inkompetent wirken? Das habe ich ehrlich gesagt nicht wirklich verstanden.
Kl64: Ich bin bei Männern einfach anders als bei Frauen. Ich bin super unsicher und achte auf alles, was ich mache, besonders wenn es ein Date wäre. Bin super angespannt, würde einen hochroten Kopf kriegen.
Th65: Lassen Sie mich mal gerade die Situation klar machen. Sie denken, dass Sie sich in einer Weise unsicher verhalten, die auf Männer abstoßend wirkt. Sie denken aber nicht, dass Sie in einer Weise unsicher wirken könnten und die Leute denken: Mensch, die könnte ich beschützen. Es gibt auch Unsicherheiten von Frauen, die Männer durchaus ansprechen. Also entweder sind Sie nicht darauf gekommen, oder Sie wissen nicht, wie es geht.
Kl65: Ja, also das würde ich mir auch wünschen. Ja, stimmt. Vor allem, wenn man als Frau so super selbstbewusst ist, dann ...
Th66: Ist das eher abschreckend. Aber verstehen Sie, Sie haben auch da immer die Tendenz, Ihre negativen Aspekte nur negativ zu sehen. Sie haben überhaupt nicht den Blick, dass man daraus auch eine Ressource machen könnte. Ich könnte mir vorstellen, wenn Sie ein bisschen schutzbedürftig rüber kommen, dann könnte das durchaus ...
Kl66: Ja, stimmt. Zumindest die, die darauf abfahren.
Therapeut deutet auf Therapeuten-Position. Klientin wechselt.
Th/Sup67: Machen Sie das noch einmal klar – sie hat Ressourcen. Wichtig ist mir hier, dass sie sieht, dass sie mit den Pfunden, die sie hat, wuchern kann. Sie kann eigentlich

sagen, dass sie gut was draus machen kann. Ich sehe nicht aus wie ein Vogue-Modell, aber wer tut das schon? Sie hat bestimmte Eigenschaften, wo sie auch mal lernen kann, wie sie die gut einsetzten kann. Wie kriege ich es hin, daraus positive Eigenschaften zu machen? Das sieht sie gar nicht.
Kl/Th67: Stimmt, eigentlich nutzt sie gar nicht, was sie nutzen könnte.
Th/Sup68: Das genau. Die Eigenschaften, die sie hat, setzt sie überhaupt nicht ein, weil sie nicht auf die Idee kommt, dass man das einsetzten könnte. Das finde ich schade. Also, was könnten Sie ihr sagen? Wie bekommt sie das hin?
Kl/Th68: Sie könnte das einfach mal positiv sehen. Dass sie speziell ist und ihre Schüchternheit auch einen Beschützer interessieren könnte. Dass sie das nicht komplett ignoriert.
Th/Sup69: Sagen Sie ihr mal, was sie machen soll. Wie kriegt sie das Positive hin? Welche Haltung braucht sie?
Kl/Th69: Eigentlich musst du dich auf das Positive konzentrieren und das auch größer werden lassen und da auch Erfahrungen zulassen. Einfach auch die Einstellung zu sich selber verändern, sich selber wertschätzen, selber mögen und annehmen wie sie ist und nicht immer denken, sie müsste einem Bild entsprechen, was sowieso kaum einer erreicht. Sie kann das einfach sein lassen und diese Energie darauf verwenden, ihre positiven Seiten rauszustellen.
Therapeut deutet auf Klienten-Position. Klientin wechselt.
Th70: Ja, Klientin, sich selbst schätzen, sagt die Therapeutin.
Kl70: Ja, doch. Also wenn das so wäre, dann wäre ich auch nicht so abhängig, ob da irgendjemand mich toll findet. Stimmt, ich muss einfach diesen Blick korrigieren und das Positive sehen.
Th71: Ja, und Ihnen nichts von Ihren Schemata wegnehmen lassen. Ich finde auch, dass Sie gegen Ihre Schemata angehen sollten und sagen, dass Sie sich diesen Scheiß nicht einreden lassen. Wie geht es Ihnen damit?
Kl71: Es ist gut, es ist irgendwie eine Perspektive und nicht so eingemauert und eingemeißelt nach dem Motto – ist so und wird immer so bleiben. Ich kann das verändern, also ich kann das versuchen.
Th72: Sie könnten es versuchen, oder Sie können es tun?
Kl72: Ich sollte es tun. Nein ich muss – ich will das tun.
Th73: Gut.

8.3 Kommentar

Kl1: Deutlich wird, dass die Klientin hier nicht nur eine Annahme von „fehlender Attraktivität" aufweist, sondern von *negativer Attraktivität*: Sie nimmt an, *abstoßend* zu sein. Solche Arten von Annahmen sind oft mit affektiven Komponenten verbunden, sodass man bei Klienten *auch affektive Gegenannahmen erzeugen muss*.

Kl2: Es ist sogar die Befürchtung da, dass andere sich ekeln – oft ist eine solche Annahme nicht explizit, sondern muss erst in einem Klärungsprozess herausgearbeitet werden.

Th3: Der Therapeut schickt die Klientin schnell auf die Therapeuten-Position – durch die vorangegangenen Ein-Personen-Rollenspiele (EPR) kennt die Klientin das Vorgehen schon.

Th4: Der Therapeut, der die Klient-Therapeutin und die Klientin emotionalisieren will, sollte auch *direkt* und unverblümt sprechen – und nicht euphemistisch. Deshalb die Worte „Quatsch" und „Blödsinn": Die Klientin soll auf der Therapeuten-Position einen „Gegen-Affekt", nicht nur eine „Gegen-Kognition" entwickeln.

Th7: Wir gehen immer davon aus, dass Klient-Therapeuten im EPR nicht nur „Fakten sammeln", sondern *Fakten auswerten* sollen: Sie sollen *Schlüsse* ziehen, das Schema *aktiv* widerlegen.

Th12: Das ist eine typische Vorgehensweise des Therapeuten (R.S.): Dinge zu übertreiben, zu pointieren, auf die Spitze zu treiben, Annahmen auch mit Humor zu hinterfragen – das hilft vielen Klienten, sich tatsächlich von Annahmen zu distanzieren.

Kl13: Hier sieht man, „wie Schemata arbeiten": Schemata akzeptieren Gegenargumente nicht einfach, „Schemata wehren sich gegen Veränderung": Daher reicht es nicht, gegen Schemata zu argumentieren, „man muss Schemata oft prügeln".

Th17: Es ist oft wichtig, Klienten klar zu machen, dass und wie Schemata die Realität systematisch negativ verzerren: Damit die Klienten dies erkennen und dann lernen können, systematisch gegen diese Tendenz anzugehen.

Kl18: Und deshalb soll die Klient-Therapeutin genau dies der Klientin klarmachen.

Th27: Die Klientin soll erkennen, dass sie voreingenommene Schlüsse zieht und dass es sehr gute Gründe dafür gibt, damit aufzuhören.

Th33: Im EPR ist es wichtig, dass der Therapeut immer darauf achtet, dass die Klient-Therapeutin die Klientin nicht einfach „überredet": Denn wenn die Klientin Annahmen übernimmt, die sie nicht wirklich akzeptiert, dann muss man damit rechnen, dass diese schon nach kurzer Zeit wieder „eliminiert" werden. Daher ist es immer wichtig, Annahmen zu finden und so zu verankern, dass die Klientin auch wirklich überzeugt ist.

Kl33: Und tatsächlich „antwortet" das Schema mit der nächsten Schema-Annahme: Und das ist nötig: Therapeutisch muss man alle relevanten Schema-Annahmen durchgehen und „knacken", ansonsten kann man das Schema nicht hinreichend hemmen!

Kl40: Hier wird deutlich, in welch hohem Ausmaß ein EPR der Ressourcen-Aktivierung dient: Die Klientin kann positive Eigenschaften, Kompetenzen etc. herausarbeiten und auf der Therapeuten-Position auch emotional vertreten.

Kl45: Und erneut wird eine neue Schema-Annahme deutlich.

Th52/Kl52: Hier geht es darum, die Klientin noch mal stärker zu emotionalisieren: Sie soll als Therapeutin stärker von dem überzeugt sein, was sie der Klientin sagt, soll sich emotional-affektiv engagieren und soll dies dann der Klientin vermitteln. (Da die Therapeutin aber ja die Klientin *ist*, wird die *Klientin* emotional-affektiv positiv gestärkt, wenn die *Therapeutin* sich stärker engagiert!)

Kl54: „Ein bisschen überzeugend" ist ein Anfang: Überzeugung entsteht (wie Klärung) „scheibchenweise", in kleinen Schritten und jeder kleine Schritt zählt; aber es sind dann auch viele kleine Schritte nötig.

Kl55: Und wieder antwortet das Schema.

Kl58: Klienten kann das manchmal klar werden: Wir alle verändern die Realität in unseren Abbildungen und warum sollten wir nicht etwas Positives glauben? Wieso können uns unsere Schemata etwas Negatives vormachen und wir glauben das, aber positive Annahmen sind Selbst-Täuschungen? Ich kann glauben, was ich will – und wenn ich gut damit klar komme, kann ich es gut auch weiter glauben.
Kl64: Wieder wird deutlich, dass

- die Klientin bestimmte Aspekte wieder nur negativ verarbeitet, aber die möglichen Ressourcen darin gar nicht sieht (vgl. Th65),
- die Klientin selbsterfüllende Prophezeiungen praktiziert.

Th65: Der Therapeut geht natürlich nur auf eine Spur ein und macht der Klientin klar, dass sie die gleichen „Fakten" auch völlig anders interpretieren kann.

Th66: Wieder arbeitet der Therapeut an einer Ressourcen-Aktivierung. Der Therapeut verwendet damit verschiedene Strategien abwechselnd:

- Er bringt die Klient-Therapeutin dazu, Annahmen zu hinterfragen oder zu widerlegen.
- Er bringt die Klient-Therapeutin dazu, Interpretationen systematisch zu verändern, zu „reframen".
- Er bringt die Klient-Therapeutin dazu, Ressourcen, Kompetenzen etc. zu aktivieren und wahrzunehmen.
- Er bringt die Klient-Therapeutin dazu, Verarbeitungsfehler aufzudecken, Voreingenommenheiten klar zu kriegen etc.
- Und: Er bringt die Klient-Therapeutin dazu, das alles in stark affektiv-emotionaler Weise zu tun.

9 Motivierung des Klienten, die Erkenntnisse der Therapie in konkretes Handeln umzusetzen

9.1 Das Ausgangsproblem

Bei Klienten mit SU hat ein Therapeut manchmal das Problem, dass man zu der Erkenntnis gelangt,

- dass der Klient bei Handlungen (z.B. einen potentiellen Partner ansprechen) nie alle Risiken abschätzen oder reduzieren kann;
- dass der Klient damit immer unter „Risikobedingungen" handelt und handeln muss;
- dass der Klient, wenn er Fortschritte machen will, aber trotzdem handeln muss;
- und dass man den Klienten deshalb dazu bringen sollte zu handeln, selbst dann, wenn nicht alle Ängste beseitigt oder kontrolliert sind.

Das folgende Beispiel soll zeigen, wie ein Therapeut einen Klienten zu einem solchen Handeln motivieren kann.

9.2 Der Fall

Der Klient ist ein 27-jähriger Mann, der Probleme hat, potentielle Partnerinnen anzusprechen. Die Therapie lief gut, Klärung war möglich, der Therapeut konnte gut eine Beziehung aufbauen und es wurde mit dem Klienten ein Ein-Personen-Rollenspiel mit einer konkreten Hausaufgabe gemacht.

Der Therapeut entscheidet sich dann dazu, dass es nun an der Zeit ist, dem Klienten „zum Handeln zu bringen". Die Sitzung ist die 21. Therapiesitzung.

9.3 Das Transkript

Th1: Herr X., wir haben ja beim letzten Mal besprochen, ob Sie diese Arbeitskollegin ansprechen, um sie mal zum Essen einzuladen: Wie hat es geklappt?

Kl1: Ja ... um ehrlich zu sein, ich konnte es nicht, es hat irgendwie nicht geklappt.

Th2: Können Sie mal sagen, warum es so schwierig war? Warum hat es nicht geklappt?

Kl2: Ja das ist, das war so, ich stand halt in unserem Besprechungszimmer, da war die Kollegin auch da, wir waren sogar alleine. Dann dachte ich so: Super.
Th3: Heißt, die Bedingungen wären eigentlich günstig gewesen?
Kl3: Waren super eigentlich. Aber ... ich stand dann da, und ja, irgendwie hab ich dann das noch mal reflektiert, was wir hier gemacht haben, aber dann stand ich da erst mal und wusste nicht genau „Was sage ich jetzt?“, „Wie kann ich das jetzt machen?“ Und dann bin ich in so einen Fragemodus reingegangen ...
Th4: Und dann haben Sie das Gefühl, Sie sind blockiert?
Kl4: Genau. Es war so ... ich wusste nicht, was ich sagen sollte. Mir ging die ganze Zeit nur: „Was sage ich jetzt? Was sage ich jetzt? Was mache ich jetzt?“ Ja und dann ging die Kollegin dann auch irgendwann wieder und dann stand ich da ...
Th5: Dann war die Situation weg?
Kl5: ... und dachte nur: Es ist vorbei. Ich habe es verpatzt.
Th6: Mh. Ok, ist ja nicht schlimm. Wir würden einfach mal gucken, was könnten Sie tun? Ich würde Sie gern bitten, noch mal in die Therapeutenposition zu gehen. Sie kennen das ja schon.
(Kl. wechselt auf die Therapeutenposition)
Th7: Ja, Sie sind wieder Ihr eigener Therapeut und ich würde gerne mit Ihnen mal darüber reden, wie kriegen wir ihn dazu, was zu tun?
Kl7: Tja ... er bräuchte ja irgendwie einfach noch mehr Motivation. Er hat ja gerade so gesagt, die Fragen hätten ihn blockiert, d.h. scheinbar dürfen diese Fragen nicht aufkommen, sondern er muss es einfach machen. Vielleicht eine Strategie vorarbeiten, wo er es einfach raushaut ...
Th8: Also wir haben ja schon mal gesehen in einer Analyse, dass je länger er über etwas nachdenkt, desto mehr wird er wieder verunsichert. Und ich glaube auch, dass es richtig ist, was Sie sagen, dass er eigentlich möglichst schnell handeln sollte, bevor er überhaupt auf dumme Gedanken kommt, oder?
Kl8: Ja.
Th9: Also, je länger er nachdenkt, desto schwieriger wird es. Das heißt, was könnten wir eigentlich tun, was könnten wir ihm sagen? Wie kriegen wir ihn dazu, auch wirklich was zu machen? Er sagt, er ist mit ihr alleine und er könnte sagen: „Ich würde Sie gerne mal zum Essen einladen. Wie wäre es Freitagabend 8 Uhr?“
Kl9: Ja, eigentlich nur so ein Satz: Nicht denken, machen! Also auf das Machen fokussieren.
Th10: Mh. Was könnten wir ihm sagen? Wir haben ihn da und er hat diese Unsicherheit und er wird diese Unsicherheit ja auch erst mal behalten. Und es ist ja auch klar, er wird diese Unsicherheit auch nur verlieren, wenn er Erfahrungen macht, das heißt, wir müssten ihn an Erfahrungen ranbringen. Ich glaube, wir haben jetzt genug diskutiert, jetzt müssen wir ihn dazu kriegen, es auch zu tun.
Kl10: Vielleicht ihm zu sagen, dass das Entscheidende ist, die Erfahrung zu machen und nicht die ganzen Gedanken wieder anspringen zu lassen.
Th11: Ok. Sagen Sie es ihm mal. Er sitzt da und Sie denken, es wird ihm das nächste Mal wieder passieren. Es ist ja auch verständlich, es ist ja auch sein Problem, aber wir müssen ihn davon abbringen. Sagen Sie es ihm mal. Was könnten Sie ihm sagen? Sie wollen, dass er es tut. Sie wollen, dass er eine Entscheidung trifft, es jetzt zu machen.

Kl11: Ja, das Entscheidende ist, erst mal der Versuch und dass du wegkommst von dem Grübeln, ob es klappt oder nicht. Machen!

(Kl. wechselt in die Klienten-Position)

Th12: Ja, Sie sind wieder Klient. Was würden Sie sagen, wie hilfreich ist es, wenn der Therapeut Ihnen sagt: „Komm weg vom Grübeln. Mach!"?

Kl12: Ja, er hat ja Recht.

Th13: Ist nicht zu leugnen, oder? Aber wie kriegen wir Sie dazu, es zu tun?

Kl13: Tja ...

Th14: Gucken Sie nochmal, was hindert Sie in der Situation? Was hat es anspringen lassen, was ist los? Warum sind Sie nicht hingegangen und haben gesagt: „Wie wäre es Freitagabend?"

Kl14: Ja, dass ich mich darauf gar nicht mehr so fokussieren konnte, sondern ... also ich hab den Fokus davon weggelenkt und bin auf diese Frage gegangen: „Was kann ich jetzt sagen?" Eigentlich hätte ich es damit wissen müssen. Nur ich habe mich dann angefangen zu fragen: „Was sage ich eigentlich, wie wirkt das?" Und dann bin ich in diesen Fragemodus reingegangen und dann war vorbei.

Th15: Ok.

(Kl. wechselt auf die Therapeutenposition)

Th16: Ja Therapeut, das heißt also, wir sehen, wenn der Klient in diesen alten Modus wieder reinkommt, sich zu fragen „Was könnte ich tun?", ist es eigentlich verheerend. Das ist eigentlich der Einstieg in die Katastrophe. Das heißt, wir müssen ihn dazu bringen, mit dem Quatsch aufzuhören. Nicht fragen, nicht denken, machen!

Kl16: Ja.

Th17: Also wenn er anfängt sich zu fragen „Was sage ich?", ist es eigentlich schon zu spät. Dann ist die Scheiße schon am Dampfen. Also wie kriegen wir ihn dazu? Kollegin sehen, draufspringen.

Kl17: Ja, im Endeffekt, ja genauso. Also vielleicht gar nicht mehr so eine Situation abzupassen, sondern sobald er die Dame seines Herzens sieht, direkt ranzugehen und zu sagen, ja dann eventuell auch einen vorbereiteten Satz raushauen, fertig!

Th18: Ja, und dann müssen wir ihm aber auch noch was sagen, er hat ja auch immer die Befürchtung, sie könnte nein sagen.

Kl18: Ja.

Th19: Was sagen wir ihm denn, wie er damit umgehen soll, wenn sie wirklich nein sagt? Weil, wir wissen ja nicht wirklich, ob sie ja sagt. Das Risiko besteht ja. Er hat ja gesagt, ich schätze die Situation ganz gut ein, ich schätze es ganz positiv ein, aber wir sind natürlich ja nie absolut sicher, dass es wirklich so ist. Das ist ja so. Das heißt, wir müssten ihn ja auch darauf vorbereiten, sich nicht dadurch abschrecken zu lassen, dass sie möglicherweise „nein" sagten könnte. Was könnten Sie ihm sagen?

Kl19: Dass es erst mal darum geht, die Sache zu tun, und nicht, dass die Sache Erfolg hat.

Th20: Ja. Das ist, glaub ich, ein ganz wichtiger Punkt, ihm zu sagen, es geht nur um den Versuch. Das Ziel ist einfach, es einfach zu tun, nicht, sie im Bett zu haben. Wenn es mit dem Bett klappt, ist super, das nehmen wir auch mit, das ist klar, aber darum geht es eigentlich nicht. Das ist wichtig, dass Sie ihm mal klar machen, dass der Versuch das Ent-

scheidende ist. Dass es eigentlich scheißegal ist, ob sie ja oder nein sagt, der Erfolg ist, dass er es tut. Machen Sie ihm das mal klar.
Kl20: Soll ich ihm jetzt sagen ...
Th21: Ja, dass Sie ihm das sagen. Dass er im Grunde wegkommen soll von der Idee, es könnte scheitern, denn es scheitert ja nicht, denn in dem Augenblick, indem er es ausführt, hat er ja schon eigentlich in unserem Sinne gewonnen.
Kl21: Mh, also der Weg ist das Ziel.
Th22: Ja.
Kl22: Ja, also, entscheidend ist, der Weg ist das Ziel, dass du sie überhaupt ansprichst. Erfolg oder nicht ist ja völlig egal.
(Kl. wechselt in die Klienten-Position)
Th23: Ja Klient, wie ist das?
Kl23: Ja erst mal … hab ich so noch nicht drüber nachgedacht.
Th24: Wird Zeit ...
Kl24: Das stimmt. Es geht ja darum, dass ich es erst mal mache. Ich hab es ja tatsächlich nie gemacht. Das stimmt.
Th25: So ist es. Das heißt, der erste Schritt wäre, es überhaupt mal zu machen. Und das heißt, es gibt ja dann überhaupt eigentlich keinen Misserfolg, in dem Augenblick, wo Sie es machen, können Sie sich auf die Schulter klopfen und sagen: „Ich hab's gemacht!".
Kl25: Mhh. (Pause) Ja richtig, wenn ich es denn mache. Wenn ich es dann nicht mache ...
(Kl. wechselt auf die Therapeutenposition)
Th26: Der Klient fängt wieder an „rumzupöbeln", was machen wir? Wollen wir hören, *ob* ich es mache? *Wenn* ich es mache?
Kl26: Nee, wir wollen hören, *dass* er es macht.
Th27: Genau. Dann sagen Sie ihm, was er gefälligst tun soll. Dass er mit dem Scheiß aufhören soll. Kein „wenn" und „möglicherweise" und „vielleicht" und „möglicherweise mache ich es" oder „möglicherweise mach ich es auch nicht". Das reicht eigentlich jetzt. Und das würde ich gerne mal hören, dass Sie ihm das sagen. Er soll mit dem Scheiß aufhören und soll die Entscheidung treffen, dass er es tut. Wie kriegen Sie ihn dazu?
(Pause)
Kl27: Pass auf, lass den Scheiß jetzt bleiben, mach es einfach ohne wenn und aber.
Th28: Ja.
(Kl. wechselt in die Klienten-Position)
Th29: Wie ist das?
(Pause)
Kl29: (schmunzelt) Gibt es nichts zu diskutieren. Er hat Recht.
Th30: (lacht) Ja, ja, dass er Recht hat, wissen wir ja schon lange. Und das ist ja auch richtig, aber die Frage ist, haben Sie das Gefühl, dass Sie es tun werden?
(Pause)
Th31: Und wenn Sie Zweifel haben, gucken Sie mal, was die Zweifel noch sind? Denn wir müssen gucken, was Sie möglicherweise noch abhalten könnte. Und da müssen wir ansetzen. Dass er Recht hat, ist vollkommen richtig. Aber die Frage ist, wie kriegen wir

Sie dazu, es wirklich im Zweifel zu tun. Weil, es kann sein, dass Sie in der Situation wieder Ängste haben, aber das heißt, dass Sie die Ängste ignorieren müssen. Dass Sie sagen: „Scheißegal, ob ich Angst habe, mach's jetzt einfach. Was soll schon passieren? Sie wird mich nicht steinigen, sie wird mich nicht vierteilen – sie geht vielleicht nicht mit essen. Wo ist das Problem?" Also, was hindert Sie?

Kl31: Ja … dass, wer weiß, vielleicht tut sie genau das, vielleicht steinigt sie mich ja, vielleicht macht sie mich dann ja so richtig runter. Sagt mir, dass ich das alles total scheiße mache ...

(Kl. wechselt auf die Therapeutenposition)

Th32: Sie steinigt ihn?

Kl32: (schmunzelt) Würde ich gern mal wissen, wo sie die Steine her hat? [Th.: (lacht)] Ja, das ist ja eigentlich auch wieder nur anscheinend von dem Schema, was ihm im Endeffekt wieder diesen Quatsch suggeriert.

Th33: Ja. Aber gehen wir mal auf eine ganz extreme Situation. Der worst case wäre doch tatsächlich, dass sie irgendetwas Unfreundliches sagt. Dass sie sagt: „Wie können Sie es wagen, mich anzubaggern?" oder „Wie sehen Sie eigentlich aus. Wie können Sie annehmen, dass jemand wie Sie mich ansprechen kann?"

Kl33: Genau.

Th34: Ich würde Ihnen Recht geben, das ist extrem unwahrscheinlich, dass sie das täte. Aber bereiten wir uns mal auf den worst case vor. Was könnten Sie dem Klienten sagen, was ihn veranlassen würde, sie trotzdem anzusprechen. Wenn sie das wirklich sagen würde. Was könnten Sie ihm sagen, wie kann er gelassen damit umgehen?

(Pause)

Th35: Stellen Sie sich vor, ein Freund würde Ihnen sagen, jemand ist so mit mir umgegangen. Was würden Sie dem Freund dann sagen?

Kl35: Mh. Ja, ist an sich total egal, du hast es gemacht und darum ging's. Die Reaktion ist ja nicht das Ziel, es geht ja nur darum, es erstmal zu machen.

Th36: Und was würden Sie über die Person sagen, die sowas sagt?

Kl36: Äh ... ja wahrscheinlich, hatte einen schlechten Tag oder ...

Th37: Ja? Eigentlich würden Sie sagen, sie ist komplett Banane.

Kl37: Ja ok, das kann man auch machen ...

Th38: Ja, ich mein ernsthaft: wenn jemand auf ein freundliches Angebot, Abend zu essen derart reagiert, muss man ihr doch die Adresse eines Therapeuten geben ...

Kl38: Ja, das könnte ich ihr vorschlagen.

Th39: Ja, sagen Sie ihm doch mal, dass egal, selbst wenn sie das täte, ihn das doch überhaupt nicht tangieren muss. Das kann ihm doch komplett am Arsch vorbeigehen. Das heißt, er kann nach Hause gehen und sagen: „Gut, dass ich mit der Ziege nicht Abend essen muss!"

Kl39: Es ist völlig egal, wie sie reagiert, Hauptsache, du hast es gemacht, und sollte sie entsprechend reagieren, weißt du auf jeden Fall: Gut, mit ihr nicht, next.

(Kl. wechselt in die Klienten-Position)

Th40: Wie wirkt das?

Kl40: Ja, das ist richtig. Es ist die Aufgabe, die zählt, und nicht die Reaktion.

Th41: Ja, das ist es. Ok. Gehen Sie nochmal rüber.

(Kl. wechselt auf die Therapeutenposition)

Th42: Und jetzt versuchen wir mal, dass Sie dem Klienten das wirklich deutlich machen. Das heißt, machen Sie ihm auch emotional deutlich, er muss es jetzt machen. Die Alternative, die er hat, ist jetzt sein Verhalten zu ändern oder die nächsten 80 Jahre so weiterzumachen. Sagen Sie es ihm einfach, dass Sie als Therapeut sich es schon eine ganze Zeit lang angucken und dass Ihnen die Scheiße jetzt reicht.
(Pause)
Kl42: Aber emotional ...
Th43: Ja, ich möchte, dass Sie das als Therapeut auch spüren, dass Sie sich mal reinversetzen, Sie kennen den Klienten lange. Er lässt sich jetzt schon ganz lange von diesem Schema peinigen und determinieren und es ist total lästig und er sagt schon ganz lange „es geht nicht mehr". Und Sie sagen dem Klienten jetzt, er soll sich von diesem Scheiß nicht mehr beeindrucken lassen. Er muss jetzt was tun. Und Sie als Therapeut sind jetzt langsam ungeduldig und wollen, dass er den Arsch hochkriegt. Und ich will, dass Sie das spüren. Dass Sie auch denken: „Verdammte Kacke, ich will, dass er jetzt handelt!". Und er soll es auch spüren. Ok? Los.
(Pause)
Kl43: Ok ...
(Pause)
Th44: Stärker spüren. Versuchen Sie mal, den Ärger zu spüren. Weil, Sie können ihn nicht überzeugen, wenn Sie nicht überzeugt sind. Sie müssen davon überzeugt sein, dass er das tun muss. Und dann überzeugen Sie ihn auch, dass er etwas tun muss.
(Pause)
Kl44: Können Sie mich dabei vielleicht ein bisschen unterstützen, es ist ...
Th45: Ja. Ich geh mal hinter Sie und versuche, Ihnen das nochmal deutlich zu machen.
(Therapeut stellt sich hinter den Klienten.)
Th46: Versuchen Sie sich mal reinzuversetzen. Sie kennen diesen Klienten lange, Sie beobachten ihn und Sie haben schon lange das Gefühl, dass er da sitzt und immer wieder sagt: „Es geht nicht, es ist so furchtbar und es könnte so viel passieren." Und eigentlich haben Sie den Eindruck, es reicht einfach, ich will diesen Scheiß einfach nicht mehr hören. [Th. wird lauter] Er lässt sich durch dieses Schema die ganze Zeit sein Leben ruinieren und Sie haben den Eindruck: Es reicht! Ich will, dass Sie ihm deutlich machen: [Th. schreit] ES REICHT! Ok? Los.
Kl46: (laut) So! Schluss jetzt! [Th.: Gut.] Machen! Es gibt jetzt keine Diskussionen mehr, du kriegst es nie raus, es ist scheiße, so wie das läuft. [Th.: Ja.] Es geht so nicht mehr weiter, mach es einfach! [Th.: Super!] Das ist das Entscheidende, dann hast du, was du willst!
Th37: Sehr gut! Gehen Sie mal rüber.
(Kl. wechselt in die Klienten-Position)
Th48: Gucken Sie mal, wie das auf Sie wirkt. Lassen Sie das mal auf sich wirken, vom Gefühl her.
(Pause)
Kl48: Befreit.
Th49: Ja? Wie spüren Sie es?
Kl49: Es ist so ein Kochen, so ein Innerliches. Auch keine Lust mehr auf diesen Scheiß zu haben, dass jetzt wirklich auch machen zu müssen.

Th50: Ok. Wenn Sie mal gucken, wir vereinbaren: In der nächsten Woche machen Sie diese Aktion jetzt wirklich. Genau so, wie Sie es gerade formuliert haben, das fand ich eine sehr gute Formulierung, Sie nutzen die erste Gelegenheit, mit ihr alleine zu sein, um die Einladung rüberzubringen. Sie können sich ja vorher überlegen wohin, was, wann, wo – so dass Sie es fertig haben im Kopf, und dann bringen Sie bei der ersten Gelegenheit diese Einladung rüber. Wie ist das für Sie, wenn Sie sich das mal vorstellen, Sie machen das?
Kl50: Also die Vorstellung, wenn ich das so durchziehe, ist toll. Das ist ja dann auch erst mal …, ja, da will ich auch hin. Das wäre das befreiende Gefühl.
Th51: Ja. Gibt es irgendwas noch, wo Sie das Gefühl haben: Doch nicht? Doch wieder Ängste? Lassen Sie uns einfach mal gucken. Wir wollen uns ja nichts vormachen, es ist ja wichtig, dass Sie es tun. Also lassen Sie uns doch an der Stelle noch mal schauen, ob Sie irgendetwas spüren wie: „Ohh, mhh, könnte doch wieder heikel werden!“ Oder: „Geht vielleicht doch nicht.“
Kl51: Ja, die einzige ... ja, das was ich mir noch vornehmen möchte ist, dass ich mir das immer wieder sage, der Weg ist das Ziel, dass ich die Aufgabe klar habe. Das ist so die einzige Unwägbarkeit, dass ich mir das an dem Morgen, am besten schon nach dem Aufstehen, mit dem Satz dann auch auf die Kollegin zugehe und es dann auch mache. Das ist das Einzige, was noch so ein bisschen unwägbar ist. Ansonsten der Rest, dann wird es klappen.
Th52: Ok. Dann gehen Sie nochmal rüber.
(Kl. wechselt auf die Therapeutenposition)
Th53: Als Therapeut würde ich Sie nochmal bitten, Sie sagen, Sie nehmen sich das vor und Sie gehen auf die Kollegin zu, das heißt es wäre gut, dass wir nochmal gucken, in was für einen Zustand könnten Sie sich da versetzen, bevor Sie das aussprechen. Also, was für einen psychischen Zustand könnten Sie erreichen? Sie sagen: „Der Weg ist das Ziel“, das ist schon mal wichtig, könnten Sie sich noch was anderes sagen, was hilfreich wäre in der Situation?
Kl53: Mh ...
Th54: Irgendwas ... nur mal als Beispiel, Sie sagen: „Scheißegal, ich mach es jetzt!“, „Scheißegal, was sie sagt, ich tu's jetzt!“ Oder: „Scheißegal, Angst, ich mach's jetzt einfach! Ich will es jetzt einfach wissen.“ Irgend sowas.
Kl54: Im Endeffekt, dass der Klient sich so sagt: „Angst zieh Leine! Ich mach das jetzt! Fertig!“
Th55: (lacht) Gut. Sagen Sie ihm mal so was. Wie könnte er sich selbst in der Situation stärken? Das finde ich noch wichtig. Dass er sich selbst in so eine Situation versetzt, dass er denkt, das kann ich jetzt auch, das geht mir jetzt von den Lippen, ich mach das jetzt, scheißegal. Sagen Sie ihm das.
Kl55: In der Situation einfach hingehen und sich sagen, ich mach das jetzt und über nichts anderes mehr nachdenken! Feierabend.
Th56: Gut.
(Kl. wechselt in die Klienten-Position)
Th57: Wie ist das? Stellen wir uns mal vor, in der Situation machen Sie das. Sie sagen sich: „Ich mach das jetzt und alle anderen Gedanken will ich aus dem Kopf haben. Ich will nicht drüber nachdenken.“

Kl57: Das fühlt sich ganz stimmig an, weil, wenn ich klar hab, ich mach das jetzt, und nur daran denke, dann können die anderen Fragen und Ängste ja gar nicht mehr reinkommen.
Th58: Ja, genau. Das heißt, Sie schotten sich dann auch gegen den ganzen anderen Quatsch ab. In dem Fall ist ja ganz wichtig, einen Tunnelblick zu haben, gar nicht rechts und links, sondern auf das Ziel und machen. Ok. Wollen Sie es machen?
Kl58: Das mach ich.
Th59: Vereinbaren wir das jetzt?
Kl59: Ich seh die Kollegin am Dienstag wieder, dann mache ich das.
Th60: Gut. Alles klar, wir vereinbaren, Dienstag läuft die Aktion.

9.4 Kommentar

Th1: Wenn ein Therapeut eine Hausaufgabe gibt, sollte er immer am Anfang der nächsten Stunde diese besprechen.

Th2: Wenn der Klient sie nicht gemacht hat, muss man klären, was ihn gehindert hat.

Th6: Ein Therapeut sollte in solch einem Fall entscheiden:

- Ist es sinnvoll, Schemata weiter zu klären oder zu bearbeiten?
- Oder sind Schemata ausreichend geklärt und bearbeitet?

Weist der Klient ausreichend Kompetenzen auf *und* der zweite Fall ist gegeben, dann sollte der Therapeut „in einen Handlungsmodus" übergehen und das EPR dazu nutzen, den Klienten dazu zu motivieren, nun konkret zu handeln und dies trotz Unsicherheiten und trotz noch bestehender Ängste, damit der Klient anfängt, reale Fortschritte zu machen.
Th7: Und dazu entscheidet sich der Therapeut nun: Also werden nun keine Schemata mehr disputiert, sondern die Frage lautet: Wie bekommen wir den Klienten ans Handeln?

Th8: Hier geht es aber auch um die Entwicklung von Gedanken- oder Emotions-Kontroll-Strategien und um Strategien, die verhindern, wieder in einen lageorientierten Modus zu kommen.

Th10: Der Therapeut formuliert es: Es geht um Handeln und der Klient verliert den Rest an Unsicherheit nur durch Handeln; also muss er lernen, trotz Unsicherheit zu handeln.

Kl10: Wichtig ist es hier auch, die Standards zu setzen: Der Klient hat Erfolg; wenn er die Aktion überhaupt ausführt, nicht, wenn die Frau zusagt o.ä. Es geht also nur darum, die Handlung überhaupt zu *machen*, nicht, damit etwas zu bewirken!

Th14: Wichtig ist es hier auch, aktuelle Blockaden zu identifizieren und diese zu bekämpfen oder sie zu kontrollieren.

Th19: Häufig ist es auch hier hilfreich, sich nochmal mit der „schlimmsten Befürchtung" auseinanderzusetzen und diese „zu entschärfen".

Kl23: Man sieht hier, dass es oft wesentlich ist, Erkenntnisse immer wieder „auf dem Schirm zu haben": Denn natürlich hat der Klient darüber schon nachgedacht, nur fällt es ihm im entscheidenden Moment nicht ein: Aber genau das muss man herstellen!

Th27: Nun fängt der Therapeut an, den Klient-Therapeuten zu emotionalisieren: Wesentlich ist zu beachten, dass Motivierung nicht im Wesentlichen ein kognitiver, sondern ein affektiv-emotionaler Prozess ist!

Th31: Der Therapeut bereitet den Klienten auf den „worst case" vor: Auf eine massive Ablehnung. Der Klient sollte das Gefühl haben: „Selbst wenn diese unwahrscheinliche Situation eintreten *würde*, wäre sie nicht schlimm und würde mich nicht aus der Fassung bringen."

Th42: Und hier wendet der Therapeut EPR sehr stark als Motivationstechnik an: Der Klient soll *eine* Entscheidung treffen, hinter der er auch emotional steht!

Th43: Der Therapeut „hetzt den Klienten gegen das Schema auf".

Th44: Ärger gegen das Schema ist in der Tat ein sehr effektiver Motivator.

Th45: Der Therapeut stellt sich als eine Art „Hilfs-Ich" hinter den Klienten, gibt dem Klienten ein Modell und bekräftigt den Klienten für gute Argumente und für ein hohes Emotionsniveau.

Th50: Wichtig ist, dass die Stunde wieder mit der Vereinbarung einer konkreten Hausaufgabe endet: Wie will der Klient seine neue Intention umsetzen? Wo, wie, mit wem, wann? Der Therapeut geht dann mit dem Klienten nochmals durch, welche Probleme noch auftreten könnten, welche Hindernisse noch auftauchen und noch bearbeitet werden könnten.

Literatur

Abraham, H. (2005). *Die Einordnung von Schüchternheit, Depressivität und negativem Affekt in das Fünf-Faktoren-Modell.* Diplomarbeit, Ruhr-Universität Bochum, Fakultät für Psychologie.

Alden, L.E., Laposa, J.M. & Taylor, C.T. (2006). Avoidant Personality Disorder. In: J.E. Fisher & W.T. O'Donohue (Eds.), *Practitioner's guide to evidence-based psychotherapy*, 115-121. New York: Springer Science + Business Media.

Alpert, J.E., Uebelacker, L.A., McLean, N.E., Nierenberg, A.A. et al. (1997). Social phobia, avoidant personality disorder and atypical depression: Co-occurrence and clinical implications. *Psychological Medicine: A Journal of Research in Psychiatry and the Allied Sciences, 27 (3),* 627-633.

American Psychiatric Association (2013). *Diagnostic and Statistical Manual of Mental Disorders: DSM-5.* Washington: American Psychiatric Publishing.

Becker, D.F., Anez, L.M., Paris, M., Bedregal, L. & Grilo, C.M. (2009). Factor Structure and Diagnostic Efficiency of the Diagnostic and Statistical Manual of Mental Disorders, Fourth Edition, criteria for avoidant personality disorder in Hispanic men and women with substance use disorders. *Comprehensive Psychiatry, 50 (5),* 463-470.

Bloemer, B. (2000). *Schüchternheit und Erziehungsmerkmale: Zusammenhänge bei 12- bis 17-jährigen Jungen.* Diplomarbeit, Ruhr-Universität Bochum, Fakultät für Psychologie.

Bockian, N.R. (2006). Depression in Avoidant Personality Disorder. In: N.R. Bockian (Ed.), *Personality-guided therapy for depression*, 209-226. Washington, DC, US: American Psychological Association.

Boone, M.L., McNeil, D.W., Masia, C.L., Turk, C.L., Carter, L.E., Ries, B.J. & Lewin, M.R. (1999). Multimodal comparisons of social phobia subtypes and avoidant personality disorder. *Journal of Anxiety Disorders, 13 (3)*, 271-292.

Breil, J. & Sachse, R. (2009). Ein-Personen-Rollenspiel (EPR). In: S. Fliegel & A. Kämmerer (Hrsg.), *Psychotherapeutische Schätze II*, 49-53. Tübingen: dgvt-Verlag.

Büker, E. (2006). *Die Bewältigung der dispositionellen Schüchternheit: Fragebogenstudie bei Studierenden.* Diplomarbeit, Ruhr-Universität Bochum, Fakultät für Psychologie.

Carter, S.A. & Wu, K.D. (2010). Relations among symptoms of social phobia subtypes, avoidant personality disorder, panic, and depression. *Behavior Therapy, 41 (1),* 2-13.

Chambless, D.L., Fydrich, T. & Rodebaugh, T.L. (2008). Generalized social phobia and avoidant personality disorder: Meaningful distinction or useless duplication. *Depression and Anxiety, 25 (1)*, 8-19.

Cox, B.J., Pagura, J., Stein, M.B. & Sareen, J. (2009). The relationship between generlized social phobia and avoidant personality disorder in a national mental health survey. *Depression and Anxiety, 26 (4)*, 354-362.

Cox, B.J., Turnbull, D.L., Robinson, J.A., Grant, B.F. & Stein, M.B. (2011). The effect of avoidant personality disorder on the persistence of generalized social anxiety disorder in the general population: Results from a longitudinal, nationally representative mental health survey. *Depression and Anxiety, 28 (3)*, 250-255.

Cremer, A. (2010). *Wie hängen soziale Ängstlichkeit, Lageorientierung und Neurotizismus/Introversion zusammen?* Diplomarbeit, Ruhr-Universität Bochum, Fakultät für Psychologie.

Dahl, A.A. (1996). The relationship between social phobia and avoidant personality disorder: Workshop report 3. *International Clinical Psychopharmacology, 11 (3)*, 109-112.

Eggum, N.D., Eisenberg, N., Spinrad, T.L., Valiente, C., Edwards, A., Kupfer, A.S. & Reiser, M. (2009). Predictors of withdrawal: Possible precursors of avoidant personality disorder. *Development and Psychopathology, 21 (3)*, 815-838.

Herbert, J.D. (2007). Avoidant Personality Disorder. In: W. O'Donohue, K.A. Fowler & S.O. Lilienfeld (Eds.), *Personality Disorders: Towards the DSM-5*, 279-305. Thousand Oaks, CA, US: Sage.

Herbert, J.D., Hope, D.A. & Bellack, A.S. (1992). Validity of the Distinction Between Generalized Social Phobia and Avoidant Personality Disorder. *Journal of Abnormal Psychology, 101 (2)*, 332-339.

Hofmann, S.G. (2007). Treating avoidant personality disorder: The case of Paul. *Journal of Cognitive Psychology, 21 (4)*, 346-352.

Hofmann, S.G., Newman, M.G., Becker, E., Taylor, C. et al. (1995). Social phobia with and without avoidant personality disorder: Preliminary behavior therapy outcome findings. *Journal of Anxiety Disorders, 9 (5)*, 427-438.

Holt, C.S., Heimberg, R.G. & Hope, D.A. (1992). Avoidant Personality Disorder and the Generalized Subtype of Social Phobia. *Journal of Abnormal Psychology, 101 (2)*, 318-325.

Hope, D.A., Herbert, J.D. & White, C. (1995). Diagnostic subtype, avoidant personality disorder, and efficacy of cognitive-behavioral group therapy for social phobia. *Cognitive Therapy and Research, 19 (4)*, 399-417.

Hummelen, B., Wilberg, T., Pedersen, G. & Karterud, S. (2007). The relationship between avoidant personality disorder and social phobia. *Comprehensive Psychiatry, 48 (4)*, 348-356.

Huppert, J.D., Strunk, D.R., Ledley, D.R., Davidson, J.R.T. & Foa, E.B. (2008). Generalized social anxiety disorder and avoidant personality disorder: Structural analysis and treatment outcome. *Depression and Anxiety, 25 (5)*, 441-448.

Kantor, M. (2010). *The essential guide to overcoming avoidant personality disorder.* Santa Barbara, CA, US: Praeger.

Karschti, E. (2006). *Die Zuordnung von Schüchternheit/Sozialer Ängstlichkeit zum Fünf-Faktoren-Modell und dessen Facetten*. Diplomarbeit, Ruhr-Universität Bochum, Fakultät für Psychologie.

Kose, S., Solmaz, M., Ceikel, F.C., Citak, S., Ozturk, M., Tosun, M., Noguchi, M. & Sayar, K. (2009). Comorbidity of avoidant personality disorder in generalized social phobia and ist impact on psychopathology. *Bulletin of Clinical Psychopharmacology, 19 (4)*, 340-346.

LaFrentere, P. (2009). A functionalist perspective on social anxiety and avoidant personality disorder. *Development and Psychopathology, 21 (4)*, 1065-1082.

Leising, D., Sporberg, D. & Rehbein, D. (2006). Characteristic interpersonal behavior in dependent and avoidant personality disorder can be observed within very short interaction sequences. *Journal of Personality Disorders, 20 (4)*, 319-330.

Mahgoub, N. & Hossain, A. (2007). A 60-year-old Woman with Avoidant Personality Disorder. *Psychiatric Annals, 37 (1)*, 10-12.

Mendlowicz, M.V., Braga, R.J., Cabizuca, M., Land, M.G. & Figueira, I.L. (2006). A comparison of publication trends on avoidant personality disorder and social phobia. *Psychiatry Research, 144 (2-3)*, 205-209.

Meyer, J. (2005). *Die Bewältigung der dispositionellen Schüchternheit: Fragebogen-Studie bei Internet-Nutzern*. Diplomarbeit, Ruhr-Universität Bochum, Fakultät für Psychologie.

Millon, Th. (1996). *Disorders of Personality. DSM-IV and Beyond.* 2nd edition. New York: Wiley.

Müller, S. (2000). *Die Regulation schüchternen Erlebens und Verhaltens im Rahmen des Prozessmodells von Mischel*. Diplomarbeit, Ruhr-Universität Bochum, Fakultät für Psychologie.

Müller-Bruhnke, U. (2008). *Soziale Ängstlichkeit und der negative Interpretationsbias bei mehrdeutigen sozialen Situationen*. Diplomarbeit, Ruhr-Universität Bochum, Fakultät für Psychologie.

Pralat, S. (2001). *Schüchternheit und dysfunktionale Überzeugungen bei Jugendlichen.* Diplomarbeit, Ruhr-Universität Bochum, Fakultät für Psychologie.

Ralevski, E., Sanislow, C.A., Grilo, C.M., Skodol, A.E., Gunderson, J.G., Shea, M.T., Yen, S., Bender, D.S., Zanarini, M.C. & McGlashan, T.H. (2005). Avoidant personality disorder and social phobia: Distinct enough to be separate disorders? *Acta Psychiatrica Scandinavica, 112 (3)*, 208-214.

Randhawa, M. (2007). *Narzisstischer Persönlichkeitsstil, soziale Ängstlichkeit und die Funktion der Selbstdarstellung*. Diplomarbeit, Ruhr-Universität Bochum, Fakultät für Psychologie.

Rettew, D.C. (2000). Avoidant personality disorder, generalized social phobia, and shyness: Putting the personality back into personality disorders. *Harvard Review of Psychiatry, 8 (6)*, 283-297.

Robin, J.A., Cohan, S.L., Hambrick, J. & Albano, A.M. (2007). Avoidant personality disorder. In: A. Freeman & M.A. Reinecke (Eds.), *Personality disorders in childhood and adolescence*, 611-637. Hoboken, NJ, US: John Wiley & Sons Inc.

Rosenthal, M.Z., Kwanguk, K., Nathaniel, R., Smoski, M.J., Cheavens, J.S., Lynch, T.R. & Kosson, D.S. (2011). Speed and accuracy of facial expression classification in avoidant personality disorder: A preliminary study. *Personality Disorders: Theory, Research, and Treatment, 2 (4)*, 327-334.

Sachse, R. (1983). Das Ein-Personen-Rollenspiel: Ein integratives Therapieverfahren. *Partnerberatung, 4*, 187-200.

Sachse, R. (1992). *Zielorientierte Gesprächspsychotherapie – Eine grundlegende Neukonzeption*. Göttingen: Hogrefe.

Sachse, R. (1999). *Persönlichkeitsstörungen. Psychotherapie dysfunktionaler Interaktionsstile*, 2. Auflage. Göttingen: Hogrefe.

Sachse, R. (2000). Perspektiven der therapeutischen Beziehungsgestaltung. In: M. Hermer (Hrsg.), *Psychotherapeutische Perspektiven am Beginn des 21. Jahrhunderts,* 157-176. Tübingen: DGVT-Verlag.

Sachse, R. (2001). *Psychologische Psychotherapie der Persönlichkeitsstörungen*. Göttingen: Hogrefe.

Sachse, R. (2002). *Histrionische und narzisstische Persönlichkeitsstörungen*. Göttingen: Hogrefe.

Sachse, R. (2003). *Klärungsorientierte Psychotherapie.* Göttingen: Hogrefe.

Sachse, R. (2004a). *Persönlichkeitsstörungen. Leitfaden für eine Psychologische Psychotherapie.* Göttingen: Hogrefe.

Sachse, R. (2004b). Histrionische und narzisstische Persönlichkeitsstörungen. In: R. Merod (Hrsg.), *Behandlung von Persönlichkeitsstörungen*, 357-404. Tübingen: DGVT-Verlag.

Sachse, R. (2004c). Schwierige Interaktionssituationen im Psychotherapieprozess. In: W. Lutz, Kosfelder, J. & Joormann, J. (Hrsg.), *Misserfolge und Abbrüche in der Psychotherapie,* 123-144. Bern: Huber.

Sachse, R. (2005). Motivklärung durch Klärungsorientierte Psychotherapie. In: J. Kosfelder, J. Michalak, S. Vocks & U. Willutzki (Hrsg.), *Fortschritte der Psychotherapieforschung*, 217-231. Göttingen: Hogrefe.

Sachse, R. (2006a). *Persönlichkeitsstörungen verstehen – Zum Umgang mit schwierigen Klienten.* Bonn: Psychiatrie-Verlag.

Sachse, R. (2006b). *Therapeutische Beziehungsgestaltung*. Göttingen: Hogrefe.

Sachse, R. (2006c). Narzisstische Persönlichkeitsstörungen. *Psychotherapie, 11 (2)*, 241-246.

Sachse, R. (2006d). Die Bearbeitung dysfunktionaler Schemata im Ein-Personen-Rollenspiel. In: R. Sachse & P. Schlebusch (Hrsg.), *Perspektiven Klärungsorientierter Psychotherapie*, 255-280. Lengerich: Pabst.

Sachse, R. (2007). Therapie der narzisstischen und histrionischen Persönlichkeitsstörungen: Zwei Fallberichte. In: S. Barnow (Hrsg.), *Persönlichkeitsstörungen: Ursachen und Behandlungen*, 404-410. Bern: Huber.

Sachse, R. (2008a). Histrionische und narzisstische Persönlichkeitsstörung. In: M. Hermer & B. Röhrle (Hrsg.), *Handbuch der therapeutischen Beziehung*, Bd. 2, 1105-1125. Tübingen: DGVT-Verlag.

Sachse, R. (2008b). Klärungsprozesse in der Psychotherapie. In: J. Margraf & S. Schneider (Hrsg.), *Lehrbuch der Verhaltenstherapie*, 3. Auflage, 227-232. Berlin: Springer.

Sachse, R. (2013). Komplementäre Beziehungsgestaltung: Plananalyse und Klärungsorientierte Psychotherapie. In: H. Znoj & Th. Berger (Hrsg.), *Die Kunst und Wissenschaft der Psychotherapie*, 57-80. Bern: Huber.

Sachse, R., Breil, J. & Fasbender, J. (2009). Beziehungsmotive und Schemata: Eine Heuristik. In: R. Sachse, J. Fasbender, J. Breil & O. Püschel (Hrsg.), *Grundlagen und Konzepte Klärungsorientierter Psychotherapie*, 66-88. Göttingen: Hogrefe.

Sachse, R. & Fasbender, J. (2010). Klärungsprozesse in der Psychotherapie. In: W. Lutz (Hrsg.), *Lehrbuch Psy*chotherapie, 377-392. Bern: Huber.

Sachse, R. & Fasbender, J. (2013). Interaktionsschwierigkeiten im Therapieprozess bei Klienten mit narzisstischer und histrionischer Persönlichkeitsstörung. In: H.W. Hofert & U. Härter (Hrsg.), *Schwierige Patienten*, 203-214. Bern: Huber.

Sachse, R., Fasbender, J. & Breil, J. (2009). Klärungsprozesse: Was soll im Therapieprozess geklärt werden? In: R. Sachse, J. Fasbender, J. Breil & O. Püschel (Hrsg.), *Grundlagen und Konzepte Klärungsorientierter Psychotherapie*, 36-64. Göttingen: Hogrefe.

Sachse, R., Fasbender, J., Breil, J. & Sachse, M. (2011). Bearbeitung von Schemata im Ein-Personen-Rollenspiel. In: R. Sachse, J. Fasbender, J. Breil & M. Sachse (Hrsg.), *Perspektiven Klärungsorientierter Psychotherapie II*, 184-204. Lengerich: Pabst.

Sachse, R. & Langens, T.A. (2014). *Emotionen und Affekte in der Psychotherapie*. Göttingen: Hogrefe.

Sachse, R., Püschel, O., Fasbender, J. & Breil, J. (2008). *Klärungsorientierte Schema-Bearbeitung – Dysfunktionale Schemata effektiv verändern*. Göttingen: Hogrefe.

Sachse, R., Sachse, M. & Fasbender, J. (2010). *Klärungsorientierte Psychotherapie von Persönlichkeitsstörungen*. Göttingen: Hogrefe.

Sachse, R., Sachse, M. & Fasbender, J. (2011). *Klärungsorientierte Psychotherapie der narzisstischen Persönlichkeitsstörung*. Göttingen: Hogrefe.

Sachse, R., Langens, T. & Sachse, M. (2012). *Klienten motivieren – Therapeutische Strategien zur Stärkung der Änderungsbereitschaft*. Bonn: Psychiatrie-Verlag.

Sachse, R. & Sachse, M. (2011). Implikationsstrukturen: Verstehen, Modellbildung und therapeutische Explizierungen. In: R. Sachse, J. Fasbender, J. Breil & M. Sachse (Hrsg.), *Perspektiven Klärungsorientierter Psychotherapie II*, 94-172. Lengerich: Pabst.

Saß, H., Wittchen, H.-U. & Zaudig, M. (1996). *Diagnostisches und Statistisches Manual Psychischer Störungen: DSM-IV*. Göttingen: Hogrefe.

Subasinghe, D. (2008). *Schüchternheit und Persönlichkeitsstile: Eine Korrelationsstudie*. Diplomarbeit, Ruhr-Universität Bochum, Fakultät für Psychologie.

Thurow-Hartmann, A. (2010). *Wie hängen soziale Ängstlichkeit, Lageorientierung und "Behavioral Inhibition" zusammen?* Diplomarbeit, Ruhr-Universität Bochum, Fakultät für Psychologie.

Tillfors, M., Furmark, T., Ekselius, L. & Fredrikson, M. (2001). Social phobia and avoidant personality disorder as related to parental history of social anxiety: A general population study. *Behaviour Research and Therapy, 39 (3)*, 289-298.

Tillfors, M., Furmark, T., Ekselius, L. & Fredrikson, M. (2004). Social phobia and avoidant personality disorder: One spectrum disorder? *Nordic Journal of Psychiatry, 58 (2)*, 147-152.

Turner, S.M., Beidel, D.C. & Townsley, R.M. (1992). Social Phobia: A Comparison of Specific and Generalized Subtypes and Avoidant Personality Disorder. *Journal of Abnormal Psychology, 101 (2),* 326-331.

Van Velzen, C.J.M., Emmelkamp, P.M.G. & Scholing, A. (2000). Generalized social phobia versus avoidant personality disorder: Differences in psychopathology, personality traits, and social and occupational functioning. *Journal of Anxiety Disorders, 14 (4)*, 395-411.

Widiger, T.A. (1992). Generalized Social Phobia Versus Avoidant Personality Disorder: A Commentary on Three Studies. *Journal of Abnormal Psychology, 101 (2),* 340-343.

Wiesener-Kalveram, U. (1997). *Schüchternheit, Verlegenheit und Selbstaufmerksamkeit: Ein differentialpsychologisches Experiment.* Diplomarbeit, Ruhr-Universität Bochum, Fakultät für Psychologie.

Wilberg, T., Karterud, S., Pedersen, G. & Urnes, O. (2009). The impact of avoidant personality disorder on psychosocial impairment is substantial. *Nordic Journal of Psychiatry, 63 (5)*, 390-396.

Ye, G., Yao, F.-M., Fu, W.-Q. & Kong, M. (2011). The relationships of self-esteem and affect of university students with avoidant personality disorder. *Chinese Mental Health Journal, 25 (2)*, 141-145.